股骨头缺血性坏死手术及康复护理

主　编　纪代红　赵巧玉
副主编　陈　彬　张　岩
编　者　（以姓氏笔画为序）

丁　玫　　王　群　　王红梅　　王丽君
边红丽　　毕　丹　　刘昕欣　　刘虹伟
纪代红　　李建华　　杨　慧　　宋　健
迟　迅　　张　岩　　张亚男　　张亚楠
陈　彬　　苗吉梅　　赵巧玉　　胡　迪
逄淑娟　　袁　琳　　夏运梅　　徐　岩
徐艳菊　　郭　松　　黄春霞　　曹丹珠
崔　丽　　韩　杰

科学出版社
北京

内 容 简 介

作者分4个部分介绍了股骨头缺血性坏死的基础知识、围术期护理、康复护理及健康教育。采用问答式编写方式，重点阐述股骨头坏死病变特点、护理要点及难点、并发症处置及护理、康复锻炼指导，并结合作者临床经验对问题进行分析解答。内容科学实用、针对性强，适合骨科护士阅读参考，亦可作为股骨头坏死病人及家属阅读参考用书。

图书在版编目(CIP)数据

股骨头缺血性坏死手术及康复护理/纪代红，赵巧玉主编.-北京：科学出版社，2017.1
ISBN 978-7-03-051656-5

Ⅰ.①股… Ⅱ.①纪…②赵… Ⅲ.①股骨-股坏死-外科手术②股骨-骨坏死-康复③股骨-骨坏死-护理 Ⅳ.①R681.8②R473.6

中国版本图书馆CIP数据核字（2017）第018587号

责任编辑：马 莉 ／ 责任校对：李 影
责任印制：赵 博 ／ 封面设计：bp柏平工作室

版权所有，违者必究。未经本社许可，数字图书馆不得使用

科学出版社 出版
北京东黄城根北街16号
邮政编码：100717
http://www.sciencep.com

新科印刷有限公司 印刷
科学出版社发行 各地新华书店经销

*

2017年1月第 一 版 开本：850×1168 1/32
2017年1月第一次印刷 印张：7
字数：188 000
定价：28.00元
（如有印装质量问题，我社负责调换）

前　言

　　股骨头缺血性坏死是临床常见病之一，也是长期以来困扰国内外学者的一大医学难题。其康复时间长、护理难度大，越来越引起广大医务工作者对这一疾病的关注。

　　本书包括基础知识、围术期护理、康复护理及健康教育4个部分，尤其在康复护理方面结合股骨头缺血性坏死的病变特点，强调功能锻炼指导的重要性。从股骨头缺血性坏死合并呼吸系统疾病、神经系统疾病、泌尿系统疾病及内分泌系统疾病四大方面进行深入解读。采用问答或陈述的方式，阐述股骨头缺血性坏死手术及康复护理的基本理论、基本技能，论述深入浅出；同时作者结合自身临床经验，对工作的难点、疑点、争议点展开分析、归纳和总结，使读者对问题的解决有清晰的思路，并获得较为完整的答案。本书内容凝练，观点新颖，突出了骨科护理之特色，堪为骨科护理人员的实用手册，也可作为骨科护理管理、教学及科研的参考读物。

　　由于编者水平有限，书中内容若有偏颇和疏漏之处，敬祈同道批评指正。

大连大学附属中山医院护理部

纪代红　赵巧玉

2017年1月

目 录

一 基础知识

1. 什么是股骨头坏死？/ 1
2. 股骨头在人体中扮演什么角色？/ 2
3. 股骨头缺血性坏死的病因是什么？/ 2
4. 为什么股骨颈骨折后易发生股骨头缺血性坏死？/ 3
5. 中医、中药对股骨头坏死的影响是什么？/ 4
6. 股骨头缺血性坏死的发病机制是什么？/ 5
7. 非创伤性股骨头缺血性坏死的发病学说是什么？/ 5
8. 使用激素易引起股骨头缺血性坏死的疾病有哪些？/ 6
9. 股骨头缺血性坏死的病理学变化是什么？/ 7
10. 股骨头缺血性坏死通常分几期？/ 7
11. 股骨头缺血性坏死通常分几型？/ 8
12. 患了股骨头缺血性坏死会出现哪些症状？/ 9
13. 股骨头缺血性坏死患者特征性体征是什么？/ 9
14. 股骨头缺血性坏死的诊断标准是什么？/ 9
15. 股骨头缺血性坏死诊断时容易和哪些疾病相混淆？/ 10
16. 确诊股骨头缺血性坏死需进行哪些检查？/ 11
17. 股骨头缺血性坏死磁共振的特征性表现是什么？/ 12
18. 数字减影血管造影对诊断股骨头缺血性坏死的意义是什么？/ 12
19. 哪些人易患股骨头缺血性坏死？/ 12
20. 如何预防股骨头缺血性坏死？/ 13
21. 股骨头缺血性坏死的治疗方法有哪些？/ 14
22. 什么是髓芯减压术？/ 14

23．什么是人工髋关节，有哪些类型？/ 15
24．什么是人工髋关节置换术？/ 15
25．人工全髋关节置换术的适应证有哪些？/ 16
26．人工全髋关节置换术可能出现哪些并发症？/ 17
27．髋关节脱位的症状体征是什么？/ 18
28．人工髋关节置换术后下肢深静脉血栓形成的生理机制是什么？/ 19
29．人工髋关节置换术后的禁忌动作有哪些？/ 19
30．创伤患者急救治疗原则是什么？/ 19
31．创伤性股骨头缺血性坏死的治疗方法有哪些？/ 20
32．股骨头缺血性坏死术前患肢的观察方法有哪些？/ 21
33．股骨头缺血性坏死患者长期卧床引起的并发症有哪些？/ 21
34．创伤性股骨头缺血性坏死患者为什么大腿根处有瘀斑？/ 22
35．创伤性股骨头缺血性坏死患者搬动的方法是什么？/ 23
36．创伤性股骨头缺血性坏死患者护理的方法有哪些？/ 24
37．创伤性股骨头缺血性坏死患者疼痛时的评估原则是什么？/ 26

二 围术期护理

(一) 术前护理 / 28

1．行股骨头缺血性坏死术之前需要备血吗？/ 28
2．术前护士为什么要了解患者既往有无活动性出血或急、慢性贫血病史？/ 28
3．手术前护士需做哪些告知？/ 29
4．术前需做哪些相关检查？/ 29
5．哪些疾病不宜手术？/ 29
6．患者进入手术室前都有哪些准备？/ 31
7．患者进手术室前应该做什么标识？/ 31
8．患者应该签署哪些协议？/ 32
9．患者应该了解哪些术前用药知识？/ 32

10. 术前护士为什么需对患者进行评估?评估的内容包括哪些? / 33
11. 术前胃肠道准备的重要性有哪些? / 33
12. 术前灌肠的目的及注意事项是什么? / 34
13. 老年患者健康评估的注意事项有哪些? / 34
14. 术前患者是否应该向护士告知有无服用影响凝血功能的药物,为什么? / 35
15. 如何解决患者术前的心理问题? / 36
16. 怎样对老年患者进行心理护理? / 37
17. 老年患者的心理特点有哪些? / 38
18. 老年患者心理变化的影响因素有哪些? / 39
19. 股骨头坏死老年患者身心变化的特点有哪些? / 39
20. 什么是应激障碍?如何应对创伤患者的应激障碍? / 40
21. 术前应做哪些功能锻炼预防深静脉血栓形成? / 41
22. 什么是牵引术?牵引的方法有哪些? / 42
23. 术前牵引的目的是什么? / 43
24. 皮牵引术常见的并发症有哪些?如何预防? / 43
25. 何谓"三点式"抬臀?有什么意义? / 45
26. 术前练习床上大小便的目的及方法是什么? / 45
27. 髋部手术备皮范围是什么? / 46
28. 股骨头缺血性坏死术前应保持的体位是什么? / 46
29. 术前使用静脉留置针的注意事项有哪些? / 46
30. 术前如何帮助患者克服或减轻紧张焦虑的情绪? / 47
31. 如何提高患者对手术的耐受力? / 48
32. 股骨头坏死老年患者的护理要点有哪些? / 48
33. 老年女性患者尿失禁时应如何自我护理? / 49
34. 如何判断患者是否患有尿失禁? / 50
35. 股骨头坏死老年患者尿路感染的特点有哪些? / 50
36. 怎样预防股骨头坏死卧床老年患者便秘? / 51

37. 股骨头缺血性坏死卧床老年患者应该怎样进食？／52

（二）术中护理 ／53

1. 什么是围术期护理？／53
2. 手术室整体护理工作内容有哪些？／53
3. 术前护理包含哪些内容？／54
4. 术前访视流程有哪些？／54
5. 手术当日患者入室前的护理内容有哪些？／55
6. 手术间的基本设施有哪些？／55
7. 洁净手术室的分级及用途是什么？／55
8. 什么是自净时间？／57
9. 手术前的安全核查内容有哪些？／57
10. 临床上麻醉分几类？／58
11. 麻醉前用药的目的是什么？／58
12. 手术中麻醉体位及如何配合？／59
13. 硬膜外麻醉并发空气栓塞时怎样处理？／59
14. 脊髓麻醉中发生恶心、呕吐的原因是什么？／60
15. 椎管内麻醉并发高平面阻滞时的临床表现及处理原则有哪些？／60
16. 全脊髓麻醉的临床表现及处理原则有哪些？／60
17. 气囊尿管的插管要点与留置要求有哪些？／61
18. 如何确保手术体位摆放时患者的舒适？／62
19. 确保手术体位安全舒适的具体措施有哪些？／62
20. 手术过程中怎样消毒铺单及患者会有何不适？／63
21. 手术过程对患者有哪些影响？／63
22. 高频电刀对组织切割的原理是什么？／64
23. 高频电刀灼伤的常见类型和原因有哪些？／64
24. 使用高频电刀时患者身体不能接触金属部件的原因是什么？／64
25. 电刀负极板的粘贴要求有哪些？／65

26．电刀负极板的使用要求有哪些？／65

27．氩气电刀的原理及特点是什么？／66

28．术中输血的注意事项有哪些？／66

29．血液回收的定义是什么？／67

30．血液回收机的工作原理是什么？／67

31．自体输血有哪些优点？／68

32．手术中应遵循的无菌原则是什么？／68

33．灭菌物品质量检测的方法是什么？／69

34．手术置入物及其器械的安全管理有哪些？／70

35．手术室预防手术部位感染的管理措施有哪些？／70

36．手术结束后如何送患者回病房？／72

37．术后回访内容有哪些？／72

(三) 术后护理 ／73

1．术后为什么会发热，如何处理？／73

2．术后应保持什么样的体位?如何防止髋关节脱位?如何正确搬运患者？／74

3．疼痛的分类有哪些?各有什么样的症状？／75

4．疼痛评估的目的是什么？／76

5．疼痛评估的时机及评估方法有哪些？／77

6．创伤性疼痛有何特点?如何评估？／79

7．术后疼痛如何处理？／80

8．什么是患者自控镇痛泵?如何护理？／80

9．留置镇痛泵期间可以拔出尿管吗？／81

10．使用药物镇痛的注意事项有哪些？／82

11．如何对疼痛患者进行健康教育？／82

12．饮水计划的具体内容有哪些？／83

13．术后卧床患者可以进行哪些肺功能训练？／84

14. 术后腹胀如何处理? / 84
15. 术后腹胀的饮食护理措施有哪些? / 85
16. 术后可以饮酒吗? / 85
17. 术后患者出现腹泻如何观察和护理? / 85
18. 术后患者出现腹泻如何进食? / 86
19. 对于慢性胃炎的患者行髋关节术后如何进行饮食指导? / 86
20. 对有脂肪肝病史的髋关节术后患者应在饮食上注意哪些问题? / 87
21. 髋关节手术能否诱发应激性溃疡? / 88
22. 引起术后便秘的原因有哪些? / 88
23. 出现便秘时有哪些护理措施? / 89
24. 出现便秘时有哪些治疗措施? / 89
25. 何为压疮?哪些人易发生压疮? / 89
26. 如何判断发生了压疮? / 90
27. 髋关节置换术后预防压疮发生需要做什么? / 93
28. 心理健康的定义是什么? / 94
29. 术后患者有何心理特点?有什么心理需求? / 94
30. 如何进行术后患者的心理护理? / 95
31. 什么是术后谵妄? / 96
32. 如何护理髋关节置换术后谵妄的患者? / 96
33. 如何为术后睡眠障碍患者进行心理调适? / 97
34. 术后饮食需要注意什么? / 98
35. 手术患者饮食与营养的搭配的要点是什么? / 98
36. 对于合并高血压的髋关节置换患者术后饮食如何选择? / 99
37. 对于合并糖尿病的髋关节置换患者术后饮食如何选择? / 99
38. 对于患有痛风的髋关节置换患者术后饮食如何选择? / 100
39. 术后如何预防泌尿系感染? / 100
40. 术后早期功能锻炼有哪些? / 100
41. 合并下肢深静脉血栓形成的机械治疗有哪些?使用机械治疗时的注意事

项有哪些?／101
42．常见的预防下肢深静脉血栓形成的抗凝药物有哪些?／102
43．利伐沙班的药理作用和注意事项有哪些?／103
44．如何预防术后足下垂?／103
45．跌倒的危险因素有哪些?／103
46．如何指导术后老年患者预防跌倒?／104
47．髋关节置换术后患者跌倒后如何处理?／105

三 康复护理

(一) 功能锻炼指导 ／ 107

1．股骨头缺血性坏死术前进行的功能训练有哪些?／107
2．臀中肌肌力训练方法是什么?／107
3．臀大肌等长收缩训练方法是什么?／108
4．腓肠肌等长收缩训练方法是什么?／109
5．股骨头缺血性坏死患者可选择哪些辅助器具?／109
6．股骨头缺血性坏死患者应该如何使用拐杖进行步行训练?／109
7．股骨头缺血性坏死不同术式术后功能锻炼及康复要点是什么?／110
8．股骨头缺血性坏死患者术后关节活动训练的注意事项有哪些?／117
9．股骨头缺血性坏死患者术后还应进行哪些适当卧床运动?／117
10．股骨头缺血性坏死患者出院后可进行的康复训练有哪些?／118
11．股骨头缺血性坏死患者出院后如何进行阶梯训练?／118
12．股骨头缺血性坏死患者出院后如何进行穿鞋袜训练?／119
13．股骨头缺血性坏死患者出院后如何进行空踩自行车锻炼?／119
14．股骨头缺血性坏死患者出院后如何进行站立位髋关节锻炼?／119

(二) 股骨头缺血性坏死合并呼吸系统疾病的护理 ／ 121

1．股骨头缺血性坏死的患者有效咳嗽的方法有哪些?／121
2．协助股骨头缺血性坏死的患者进行胸部叩击以利排痰的原理

是什么?／121

3. 胸部叩击的适应证、禁忌证、方法、注意事项有哪些?／122
4. 如何提高股骨头缺血性坏死患者的肺功能,术前、术后如何正确进行呼吸功能训练?／123
5. 股骨头缺血性坏死的患者术后易发生什么肺炎?／124
6. 肺炎的临床症状及体征有哪些?／125
7. 股骨头缺血性坏死的患者术后发热如何护理?／125
8. 什么是肺血栓栓塞症?股骨头缺血性坏死术后患者易合并肺血栓栓塞症的主要病因是什么?／126
9. 肺血栓栓塞症的临床表现有哪些?／127
10. 股骨头缺血性坏死术后并发肺血栓栓塞症的护理措施有哪些?／128
11. 肺血栓栓塞症怎样预防?／129

(三) 股骨头缺血性坏死合并神经系统疾病的护理 130

1. 缺血性股骨头坏死疾病与神经系统疾病的关系如何?／130
2. 何谓脑卒中?其主要临床症状和临床分型有哪些?／130
3. 脑卒中的病因是什么?其危险因素有哪些?／131
4. 脑卒中的早期症状有哪些?／131
5. 脑卒中后观察要点是什么?／132
6. 脑卒中的护理要点是什么?／133
7. 如何预防脑卒中的发生?／135
8. 老年脑卒中患者的饮食有哪些要求?／135
9. 老年脑卒中患者急性期康复训练的内容是什么?／136
10. 老年脑卒中患者康复训练的原则和目的是什么?／137
11. 脑血管病的三级预防包括哪些内容?／137

(四) 股骨头缺血性坏死合并泌尿系统疾病的护理 ／138

1. 股骨头缺血性坏死合并慢性肾病的患者怎样预防进一步肾损害?／139

2. 股骨头缺血性坏死术后的患者为何易并发尿路感染？／139
3. 股骨头缺血性坏死术后的患者怎样预防尿路感染？／139
4. 为什么股骨头缺血性坏死的老年患者易出现夜尿增多？／140
5. 股骨头缺血性坏死伴肾性水肿患者有何临床特点？／140
6. 股骨头缺血性坏死急性肾炎患者为什么会发生高血压？／141
7. 股骨头缺血性坏死患者伴慢性肾衰竭5期各系统会出现哪些症状？／141
8. 股骨头缺血性坏死伴慢性肾衰竭患者为什么会并发心力衰竭？／141
9. 股骨头缺血性坏死伴慢性肾衰竭患者并发贫血的原因是什么？／142
10. 股骨头缺血性坏死伴慢性肾衰竭患者并发贫血怎样治疗？／143
11. 股骨头缺血性坏死伴慢性肾衰竭患者怎样保护皮肤？／143
12. 股骨头缺血性坏死伴尿毒症血液透析患者出现失衡综合征，其原因及表现有哪些？／144
13. 什么是股骨头缺血性坏死伴慢性肾病的营养治疗？／144
14. 股骨头缺血性坏死伴慢性肾病营养治疗作用机制是什么？／144
15. 股骨头缺血性坏死伴慢性肾病的患者为什么要采用低蛋白饮食？／145
16. 股骨头缺血性坏死伴慢性肾病患者低蛋白饮食标准是什么？／145
17. 食物蛋白质的含量是多少？／145
18. 股骨头缺血性坏死伴慢性肾病患者如何掌握水的摄入？／146
19. 食物含水量是多少？／146
20. 股骨头缺血性坏死伴慢性肾病患者药物服用有什么特点？／146

(五) 股骨头缺血性坏死合并循环系统疾病的护理 ／147

1. 血液是怎样循环的？／147
2. 血压的形成原理及正常值是多少？／148
3. 医师是怎样诊断高血压的？／148
4. 高血压是怎样发生的？／148
5. 患高血压与哪些因素有关？／149

6. 股骨头缺血性坏死患者为什么需要做血管超声? / 150
7. 股骨头缺血性坏死发生后,血压会发生什么样的变化? / 150
8. 股骨头缺血性坏死患者术前是否需要调整高血压用药? / 150
9. 股骨头缺血性坏死合并的高血压有哪些并发症? / 151
10. 股骨头缺血性坏死合并高血压为什么要积极进行降血压治疗? / 151
11. 动脉粥样硬化对股骨头缺血性坏死合并循环系统疾病的危害有哪些? / 152
12. 股骨头缺血性坏死发生后会诱发冠心病吗? / 152
13. 股骨头缺血性坏死判断是否合并循环系统疾病医师问诊和检查有哪些? / 153
14. 股骨头缺血性坏死患者合并高血压会有哪些症状? / 153
15. 股骨头缺血性坏死合并循环系统疾病患者,一天中血压有没有很大变化? / 155
16. 股骨头缺血性坏死合并高血压患者,引起高血压的原因及高血压的分类有哪些? / 155
17. 股骨头缺血性坏死合并高血压患者,应如何制订个性化的运动方案? / 156
18. 为什么股骨头缺血性坏死合并高血压降压那么重要? / 156
19. 股骨头缺血性坏死合并循环系统疾病,血压升高的危险因素是什么? / 157
20. 股骨头缺血性坏死患者血中脂类含量与心血管病发生有何关系? / 157
21. 股骨头缺血性坏死合并循环系统疾病患者功能锻炼有什么意义? / 158
22. 股骨头缺血性坏死合并高血压患者,什么时间服用降压药物最合理? / 158
23. 股骨头缺血性坏死合并高血压患者,为何提倡使用长效降压药物? / 159
24. 股骨头缺血性坏死合并高血压患者常用哪些药来控制血压? / 160
25. 股骨头缺血性坏死合并高血压患者用一种药物降压效果不理想怎么办? / 161

26. 股骨头缺血性坏死合并高血压患者如何对待常见降压药物不良反应？／161
27. 股骨头缺血性坏死合并高血压患者为什么要限钠补钾？／162
28. 为什么股骨头缺血性坏死发生后还需要使用抗凝药？／163
29. 股骨头缺血性坏死合并循环系统疾病在手术过程中是否易发生心血管事件？／163
30. 股骨头缺血性坏死合并循环系统疾病，应怎样改变饮食习惯？／163
31. 股骨头缺血性坏死合并循环系统疾病者应避免哪些食物摄入？／164
32. 戒烟对股骨头缺血性坏死合并循环系统疾病有何益处？／164
33. 股骨头缺血性坏死合并冠心病患者运动是否有帮助？／165
34. 股骨头缺血性坏死合并循环系统疾病起居要注意什么？／166

（六）股骨头缺血性坏死合并内分泌系统疾病的护理／167

1. 什么是糖尿病？／167
2. 糖尿病病因有哪些？／167
3. 糖尿病的临床分型是什么？／168
4. 1型糖尿病的特点是什么？／168
5. 2型糖尿病的特点是什么？／169
6. 什么是糖耐量试验？／169
7. 什么是馒头餐试验？／169
8. 做糖耐量试验时，对患者有哪些要求？／169
9. 股骨头缺血性坏死术后的糖尿病患者并发症有哪些？／170
10. 股骨头缺血性坏死的糖尿病患者危险因素有哪些？／171
11. 股骨头缺血性坏死术后的糖尿病患者需要严格控制血糖吗？／171
12. 股骨头缺血性坏死合并糖尿病的患者术后有哪些注意事项？／172
13. 股骨头缺血性坏死的老年人出现哪些表现提示患有糖尿病？／172
14. 股骨头缺血性坏死的老年人多吃糖就会得糖尿病吗？／173
15. 股骨头缺血性坏死合并糖尿病患者饮食疗法的目的是什么？／173

16. 股骨头缺血性坏死合并糖尿病患者术后应如何控制饮食？/ 174
17. 糖尿病患者在治疗过程中感到饥饿应如何解决？/ 175
18. 为预防低血糖，股骨头缺血性坏死合并糖尿病患者术后在饮食上应注意哪些事情？/ 176
19. 股骨头缺血性坏死合并糖尿病患者术后为什么要运动？/ 177
20. 股骨头缺血性坏死的患者进行术后胰岛素注射时的注意事项有哪些？/ 177
21. 股骨头缺血性坏死患者术后使用胰岛素的不良反应有哪些？/ 179
22. 促进术后切口愈合及预防糖尿病足的护理措施有哪些？/ 180

四　健康教育

（一）用药指导　/ 182

1. 股骨头缺血性坏死该吃什么药？/ 182
2. 股骨头缺血性坏死经常吃钙片，对治疗有帮助吗？/ 183
3. 股骨头缺血性坏死贴膏药有用吗？/ 183
4. 什么时间服药有利于提高疗效？/ 183
5. 服药的注意事项有哪些？/ 184
6. 服药期间饮食应怎样把握？/ 185
7. 哪些药物用药期间不能饮酒？/ 186
8. 服药期间吸烟对药物疗效是否有影响？/ 186
9. 停药的时机应该如何掌握？/ 187
10. 持续激素治疗致股骨头缺血性坏死手术期间激素药需要停吗？/ 187
11. 手术前患者一直在服用的心血管药物（如降压药、抗凝药、治疗心律失常药）停不停？/ 188
12. 使用膏药简单敷贴就行吗？/ 188
13. 阿仑膦酸钠该怎么吃？/ 189
14. 如何在家中安全地存储药物？/ 189

(二) 饮食指导 / 190

1. 股骨头术后患者出现腹胀如何护理? / 190
2. 股骨头术后患者出现腹胀的饮食护理有哪些? / 191
3. 股骨头术后患者可以饮酒吗? / 191
4. 股骨头术后患者出现腹泻如何观察和护理? / 192
5. 股骨头术后患者出现腹泻如何进食? / 192
6. 对于慢性胃炎的患者行股骨头术后如何进行饮食指导? / 193
7. 有脂肪肝病史的老年患者行股骨头术后应在饮食上注意哪些问题? / 193
8. 股骨头术后能否诱发应激性溃疡? / 194
9. 应激性溃疡的临床表现有哪些? / 194
10. 应激性溃疡出血量如何估计? / 195
11. 如何判断应激性溃疡继续或再次出血? / 196
12. 应激性溃疡的饮食指导有哪些? / 196
13. 应激性溃疡的健康指导有哪些? / 197
14. 股骨头术后的老年人吃饭时不宜过快的原因是什么? / 197
15. 各类食物的营养特点是什么? / 198
16. 股骨头缺血性坏死老年人的膳食原则有哪些? / 198
17. 股骨头缺血性坏死的饮食如何预防老年骨质疏松? / 199
18. 股骨头缺血性坏死的老年人怎样判断自己的营养状况? / 200
19. 什么样的烹调方法更适合老年人股骨头缺血性坏死? / 202
20. 老年人股骨头缺血性坏死如何科学补钙? / 203
21. 影响老年人股骨头缺血性坏死营养摄入的因素是什么? / 204

一
基础知识

1. 什么是股骨头坏死？

国际骨循环学会（ARCO）及美国医师学会（AAOS）的股骨头坏死（ONFH）定义：股骨头坏死系股骨头血供中断或受损，引起骨细胞及骨髓成分死亡及随后的修复，继而导致股骨头结构改变，股骨头塌陷（图1-1），引起患者关节疼痛，关节功能障碍的疾病，是骨科领域常见的难治性疾病。股骨头坏死可分为创伤性和非创伤性两大类，前者主要是由股骨颈骨折和髋关节脱位等髋部外伤引起，后者在我国的主要病因为皮质类固醇的应用、酗酒、减压病、镰状细胞贫血和特发性等。

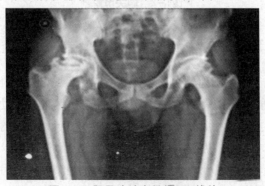

图1-1　股骨头缺血性坏死X线片

2. 股骨头在人体中扮演什么角色？

股骨是人体最长和最结实的长骨，分一体两端，上端球形部分即为股骨头。其有广阔关节面，朝向内上前方，与髋臼的月状关节面相关节，形成典型的杵臼关节，即为髋关节（图1-2）。股骨头深藏于髋臼内，关节囊紧张，又有坚强的韧带限制其活动，故具有较大的稳定性，以适应支持功能。

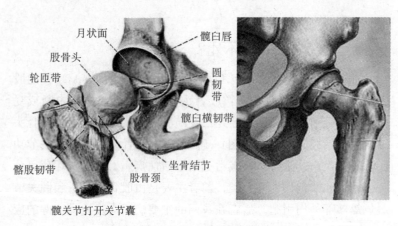

图1-2 髋关节解剖

3. 股骨头缺血性坏死的病因是什么？

（1）创伤性股骨头缺血性坏死：股骨头最主要的供血是旋股内侧动脉发出的上支持带动脉，主干上升为骺外侧动脉，在软骨与骨骺之间进入股骨头中央，供应股骨头至少2/3的血液，其紧贴骨面，血管张力较高，移动度小，股骨颈骨折时，极易伤及此血管。而到达及分布于股骨头的血管都是多次分支后的细小血管，之间虽有吻合，但仍保持各相对独立的血供区域。所以股骨头的血供比较贫乏，当供血动脉在外伤或治疗时被损伤而突然阻断造成缺血时，必然会引起股骨头组织细胞的一系列变化，最终导致骨坏死。

（2）非创伤性股骨头缺血性坏死：发生原因非常复杂，相关因素如下：①一方面使用激素、大量饮酒等引起细小静脉内皮损伤，管壁胶原暴露，血小板在局部聚集，释放血栓素A_2（TXA_2）；另一方面，由于血管内皮细胞损伤，前列腺素A_2（PGA_2）释放减少，导致局部血管挛缩、血栓形成等反应。使用激素、饮酒等因素还可引起脂肪代谢紊乱，静脉中游离脂肪滴增加，在局部形成脂肪栓塞。上述改变使静脉回流障碍，局部淤血，组织液渗出，髂周围形成血肿，造成局部缺血，骨营养代谢障碍，骨细胞萎缩死亡。②肥胖。③血液系统疾病。④潜水病。⑤戈谢病。⑥类脂质增生。⑦血管疾病。⑧结缔组织病。⑨肾移植。⑩急性胰腺炎等发病原因。

其中使用皮质激素和酗酒是两个最主要的危险因素。

4. 为什么股骨颈骨折后易发生股骨头缺血性坏死？

（1）股骨头的血供主要是旋股内侧动脉发出的上支持带血管，它的主干上升成为骺外侧动脉。外支持带血管位于关节滑膜反折下，紧贴骨面，股骨颈骨折时易损伤该血管导致股骨头缺血性坏死。

（2）股骨颈骨折后关节内出血，导致关节囊内压力增加，阻碍股骨头供血，同时使骨外静脉回流受阻，引起骨髓腔内压升高，致股骨头缺血性坏死。

（3）股骨颈骨折后股骨头骨髓腔内出血，与股骨头缺血有一定关系。其机制可能为：

①髓腔内出血可阻断局部骨髓和骨小梁的血供，并可压迫所在部位的血管分支而导致局部缺血性坏死。

②髓腔内出血妨碍股骨头周围残留的血管代偿性扩张而致股骨头坏死。

③股骨头缺血、缺氧后，骨内血管壁受损害，可加重骨髓腔内出血，进一步加重股骨头缺血。骨细胞在缺血后2小时即失去合成核糖核酸能力，并开始丧失正常的生理功能。6小时后开始有组织分解，由于这些微细血管在哈佛管腔隙内，处于相对隔离的状态，当骨折时，骨折线两端约0.5cm范围内发生坏死，众所周知，股骨头主要由旋股内侧动脉供血，又缺乏丰富的侧支循环，血管损伤后会致供血区的缺血和坏死。

5. 中医、中药对股骨头坏死的影响是什么？

(1) 中医学把骨坏死称为"骨蚀"证，即四肢枯萎不能运动的意思。各种原因导致的骨坏死的病理特点都是因为气血不通，而产生的"瘀血"。

(2) 中医学中活血化瘀的方法很多，其中既有内治法又有外治法。内治法主要是指使用活血化瘀的中药，具有疏通血脉、祛除瘀血而使血行通畅的药物，如丹参、红花等。现代药理研究具有改善血流动力学、血液流变学以及微循环指标的功能。外治法主要采用药物敷贴、手法推拿等，可由肌表透达深部，能起到活血化瘀的目的。

(3) 因本病病因机制复杂，目前临床上辨证分型多样，治疗以自拟方为主，不外乎活血化瘀，补益肝肾，另辅以补益气血、通经活络、温经止痛等。创伤性以祛瘀血为治标；激素性以祛瘀湿为治标；最终皆以补肾复骨收功。

（4）早期病变采用中药治疗股骨头坏死具有独特疗效。中药的药理作用，包括改善微循环、降低血液黏度、增强骨细胞活力、提高骨的机械强度、降血脂、性激素样作用等。

（5）补肾中药可能会通过提高机体性腺功能，促进成骨，抑制骨吸收。

（6）另外在保护血小板，抑制其积聚方面有一定的作用。活血化瘀中药可降血黏度，保护血管内皮细胞而起到防治股骨头坏死的作用。

6. 股骨头缺血性坏死的发病机制是什么？

股骨头缺血是由于血管受损致使微血管闭塞或血管外挤压而造成，随着病因学研究的深入，血管内凝血和微循环内血栓堵塞是股骨头坏死的终末病理改变，股骨头微血管内血栓性闭塞与调节不良及血管内凝血有关。

7. 非创伤性股骨头缺血性坏死的发病学说是什么？

（1）股骨头坏死的发病学说包括：脂肪血栓学说、骨细胞脂肪变性坏死学说、静脉淤滞及骨内高压学说、微血管损伤学说、骨质疏松及负重学说。

（2）血管内凝血及微血管内血栓阻塞被认为是非创伤性股骨头坏死的终末病理改变。

（3）股骨头坏死为遗传、易感等因素综合作用的结果。

8. 使用激素易引起股骨头缺血性坏死的疾病有哪些？

激素性股骨头缺血性坏死的发生与患者摄入激素的总量有一定关系，认为短期内大剂量或阶段性应用激素总剂量过大都可诱发激素性股骨头缺血性坏死。那么使用激素易引起股骨头缺血性坏死的疾病包括以下情况。

(1) 结缔组织病：系统性红斑狼疮、类风湿关节炎、皮肌炎、结节性动脉周围炎、硬皮病、风湿性关节炎。

(2) 皮肤疾病：天疱疮、湿疹、荨麻疹、严重药疹、手足癣、剥脱性皮炎、多形性红斑症。

(3) 血液病：血红蛋白增多症、粒细胞减少症、紫癜症。

(4) 代谢性疾病：痛风或高尿酸血症。

(5) 呼吸系统疾病：哮喘病、支气管肺炎、慢性气管炎、肺纤维化、结核性胸膜炎。

(6) 泌尿系统疾病：肾小球肾炎、肾移植术后、肾病。

(7) 神经系统疾病：急性传染性多发神经炎、周围神经炎、流脑、视神经炎、视网膜疾病、头部损伤。

(8) 内分泌系统疾病：垂体功能减退、肾上腺皮质功能减退症。

(9) 网状内皮系统疾病：恶性网状内皮系统增生症、恶性淋巴瘤。

(10) 运动系统疾病：颈、肩、腰、腿痛，髋关节滑膜炎，股四头肌成形术后恢复期。

(11) 其他：急、慢性肝炎，结核病，鼻硬结症，过敏性鼻炎，急性病毒性感染。

9. 股骨头缺血性坏死的病理学变化是什么？

股骨头缺血性坏死的病理形态学上分四期，分别为：

(1) 第Ⅰ期：即坏死期，早期此时骨骺血液供应阻断，坏死开始。

(2) 第Ⅱ期：即修复期，此期可见新生血管及新生纤维组织长入坏死区，形成肉芽组织。

(3) 第Ⅲ期：即坏死骨组织主要修复期。

(4) 第Ⅳ期：股骨头塌陷，髋关节骨性关节炎。

10. 股骨头缺血性坏死通常分几期？

根据股骨头坏死的国际分期分为（图1-3）：

(1) 0期：活检检查符合股骨头坏死，其余检查正常。

(2) Ⅰ期：骨扫描和（或）磁共振阳性。

①磁共振股骨头病变范围＜15%。

②股骨头病变范围15%～30%。

③股骨头病变范围＞30%。

(3) Ⅱ期：股骨头斑片状密度不均、硬化与囊肿形成，X线片与CT没有塌陷表现，磁共振与骨扫描阳性，髋臼无变化。

①磁共振股骨头病变范围＜15%。

②磁共振股骨头病变范围15%～30%。

③磁共振股骨头病变范围＞30%。

(4) Ⅲ期：正侧位照片上出现新月征。

①新月征长度＜15%，关节面或塌陷＜2mm。

②新月征长度占关节面长度15%～30%或塌陷2～4mm。

③新月征长度＞30%，关节面长度或塌陷＞4mm。

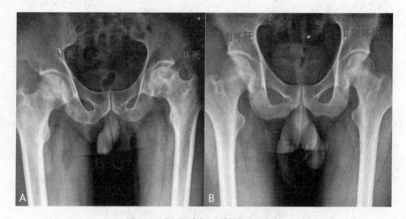

图1-3 股骨头坏死的国际分期
A.左侧Ⅳ期坏死、右侧Ⅲ期坏死X线片；B.左侧Ⅱ期坏死、右侧Ⅰ期坏死X线片

（5）Ⅳ期：关节面塌陷变扁，关节间隙狭窄，髋臼出现坏死变化、囊性变、囊肿和骨刺。

11. 股骨头缺血性坏死通常分几型？

依据坏死灶占据的股骨头部位进行分型对预测股骨头塌陷、判断预后有重要价值。

（1）日本骨坏死研究会分型。以股骨头坏死对应的髋臼负重面大小，分为A（内侧）、B（中央）、C_1型（外侧，坏死区未超出髋臼缘）、C_2型（外侧，坏死超出髋臼缘），其中C_2塌陷率高，预后亦不好。

（2）中日友好医院分型。以股骨头三柱结构为基础，以坏死灶占据的三柱结构情况分为：M型（内）、C型（中央）、L型（外侧），L又分为：L_1（次外侧）、L_2（极外侧）、L_3（全股骨头）。L_2、L_3两亚型塌陷率高，塌陷发生早，预后差。

12. 患了股骨头缺血性坏死会出现哪些症状？

(1) 早期（Ⅰ期）和早中期（Ⅱ期）：无症状或仅有髋部轻度不适，包括腹股沟部或大转子部不适，强力内旋出现髋部疼痛，关节活动无障碍。

(2) 围塌陷期（中期，Ⅲ期）：出现较重的髋部疼痛，跛行，内旋活动受限，强力内旋疼痛加重。

(3) 塌陷期（中晚期，Ⅳ期）：疼痛中度，但跛行加重，关节活动屈曲内旋及外展活动均有中等受限。

(4) 骨关节炎期（晚期，Ⅴ期）：疼痛中或重度，跛行重度，关节活动受限（屈曲、内收、内旋），关节畸形（屈曲外旋、内收）。

13. 股骨头缺血性坏死患者特征性体征是什么？

股骨头坏死早期腹股沟中点深压痛，患髋出现内旋活动受限，随着病程的进展患髋出现内旋、外旋活动受限，病变晚期患髋出现内收、屈曲畸形，髋关节活动明显受限。

14. 股骨头缺血性坏死的诊断标准是什么？

(1) 临床症状、体征和病史：以腹股沟、臀部和大腿部位为主的关节痛，偶尔伴有膝关节疼痛，髋关节内旋活动受限，常有髋部外伤史、皮质类固醇应用史、酗酒史及潜水员等职业史。

(2) 磁共振（MRI）的T_1加权像（T_1WI）显示带状低信号或T_2加权像（T_2WI）显示双线征。

(3) X线片改变：常见硬化、囊变及新月征等表象。

(4) CT扫描改变：硬化带包绕坏死骨、修复骨，或软骨下骨断裂。

(5) 核素骨扫描初期呈灌注缺损（冷区）坏死修复期示热区中有冷区即"面包圈样"改变。

(6) 骨活检显示骨小梁的骨细胞空陷窝多于50%，且累及邻近多根骨小梁，骨髓坏死。

(7) 数字减影血管造影（DSA）显示股骨头血供受损、中断或淤滞，对股骨头坏死早中期治疗具有重大指导意义。

专家建议：符合两条或两条以上标准即可确诊。除(1)、(5)外，(2)、(3)、(4)、(6)、(7)中符合一条即可诊断。

15. 股骨头缺血性坏死诊断时容易和哪些疾病相混淆？

(1) 中、晚期髋关节骨关节炎：当关节间隙变窄，出现软骨下囊性变时可能会混淆，但其CT表现为硬化并有囊性变，MRI改变以低信号为主，可据此鉴别。

(2) 髋臼发育不良继发骨关节炎：X线片显示股骨头包裹不全，关节间隙变窄、消失，骨硬化、囊变，髋臼对应区出现类似改变，容易鉴别。

(3) 强直性脊柱炎累及髋关节：常见于青少年男性，多为双侧骶髂关节受累，其特点多为同种白细胞B27抗原（HLA-B27）阳性，股骨头保持圆形，但关节间隙变窄、消失甚至融合，易鉴别。部分患者长期应用皮质类固醇可合并ONFH，股骨头可出现塌陷但往往不严重。

(4) 类风湿关节炎：多见于女性，X线片显示股骨头保持圆形，但关节间隙变窄、消失。常见股骨头关节面及髋臼骨侵蚀易鉴别。

(5) 股骨头内软骨母细胞瘤：MRI显示T_2WI呈片状高信号，CT扫描呈不规则的溶骨破坏。

(6) 软骨下不全骨折：多见于60岁以上老年患者，无明显外伤史，表现突然发作的髋部疼痛，不能行走，关节活动受限。X线片显示股骨头外上部稍变扁，MRI的T_1及T_2加权像显示软骨下低信号线，周围骨髓水肿，T_2抑脂像显示片状高信号。

(7) 色素沉着绒毛结节性滑膜炎：累及髋关节的特点为：青少年发病，髋部轻中度痛伴有跛行，早、中期关节活动轻度受限。CT及X线片可显示股骨头、颈或髋臼皮质骨侵蚀，关节间隙轻、中度变窄。MRI示广泛滑膜肥厚，低或中度信号均匀分布。

(8) 暂时性骨质疏松症（ITOH）：X线片显示股骨头、颈，甚至转子部骨量减少。MRI可见T_1WI均匀低信号，T_2WI高信号，范围可至股骨颈及转子部，无带状低信号，可与ONFH鉴别。病灶可在3~12个月内消散。

(9) 骨梗死：发生在长骨骨干的骨坏死不同时期其影像学表现不同，MRI表现分别为：①急性期：病变中心T_1WI呈与正常骨髓等或略高信号，T_2WI呈高信号，边缘呈长T_1、T_2信号；②亚急性期：病变中心T_1WI呈与正常骨髓相似或略低信号，T_2WI呈与正常骨髓相似或略高信号，边缘呈长T_1、长T_2信号；③慢性期：T_1WI和T_2WI均呈低信号。

16. 确诊股骨头缺血性坏死需进行哪些检查？

确诊股骨头缺血性坏死需进行的检查包括以下项目。

(1) X线片：包括双髋关节正位及蛙式位片，必要时可加拍侧位片。

(2) CT：显示骨坏死区内增生、硬化、碎裂和囊性变等，较常规X线片更为清晰，即能从立体形态上对病灶进行定位，因此对治疗方案有指导意义。

（3）MRI：成为目前诊断早期股骨头缺血性坏死最为敏感而准确的方法。

（4）数字减影血管造影（DSA）：DSA造影在术前提供了血管走行及分布的准确位置，对手术有一定的指导意义。

17. 股骨头缺血性坏死磁共振的特征性表现是什么？

髋关节和磁共振T_2加权像显示包围骨坏死灶的低信号带内侧出现高信号带，就是所谓的"双线征"，同样T_1加权像股骨头内出现带状或环状低信号带包绕一高信号区，为早期股骨头缺血坏死的特征性表现。

18. 数字减影血管造影对诊断股骨头缺血性坏死的意义是什么？

数字减影血管造影（DSA）能够动态直观地显示局部血液循环状态，了解其血液的流通情况，为治疗提供客观依据。其优点为：对比分辨率高、造影剂浓度低，剂量少、实时显影、透视增强与影像后处理。

19. 哪些人易患股骨头缺血性坏死？

有髋部损伤史、每周喝白酒量超过400ml、长期服用激素、高原生活、潜水工作、孕妇、某些血液病及其他存在遗传易感因素的患者易患股骨头坏死，应该定期到医院检查。

20. 如何预防股骨头缺血性坏死？

（1）加强髋部的自我保护意识。

（2）走路时要注意脚下，小心摔跤，特别在冬季冰雪地行走时要注意防滑摔倒。

（3）在体育运动之前，要充分做好髋部的准备活动、感觉身体发热、四肢灵活为度。

（4）在扛、背重物时，要避免髋部扭伤，尽量不要干过重的活。

（5）髋部受伤后应及时治疗、切不可在病伤未愈情况下，过多行走，以免反复损伤髋关节。

（6）在治疗某些疾病上，特别是一些疼痛性疾病时尽量不用或少用激素类药物。

（7）尽量不要养成长期大量饮酒的习惯，应改掉长期酗酒的不良习惯或戒酒，脱离致病因素的接触环境，清除酒精的化学毒性，防止组织吸收。

（8）对股骨颈骨折采用加强内固定，同时应用带血管蒂骨瓣植骨，促进股骨颈骨折愈合，增加股骨头血运，防止骨坏死，术后应定期随访，适当口服促进血运的中药和钙剂，预防股骨头缺血的发生。

（9）必须应用激素时，要掌握短期适量的原则，并配合扩血管药、维生素D、钙剂等，切勿不遵从医嘱自作主张，滥用激素类药物。

（10）对职业因素如深水潜水员、高空飞行员、高压工作环境中的人员应加强劳动保护及改善工作条件，确已患病者应改变工种并及时就医。

（11）饮食上应做到：不吃辣椒，不过量饮酒，不吃激素类药物，注意增加钙的摄入量、食用新鲜蔬菜和水果、多晒太阳、防止负重、经常活动等对股骨头坏死均有预防作用。

21. 股骨头缺血性坏死的治疗方法有哪些？

（1）股骨头坏死的非手术治疗

①休息制动：包括卧床和下肢牵引等各种减少或避免负重的措施，通过降低股骨头的负重以利于股骨头自身修复，下肢持续牵引可以减轻股骨头表面所受的压力，效果明显优于单纯的卧床。

②药物治疗：防止股骨头塌陷，扩血管药物也有一定疗效，常用药物有红花黄色素、丹参等活血药物。

③物理治疗：包括体外震波、高频电场、高压氧、磁疗等，对缓解疼痛、促进骨修复有益。

（2）股骨头坏死的手术治疗：手术方式包括保留患者自身股骨头手术和人工髋关节置换两大类。

①保留股骨头手术包括髓芯减压术、植骨术、截骨术等，适用于股骨头坏死Ⅰ、Ⅱ期和Ⅲ期早期，坏死体积在15%以上的患者。

②人工关节置换术适用于股骨头塌陷较重（Ⅲ期晚、Ⅳ期），出现关节功能减退或疼痛较重的患者。

22. 什么是髓芯减压术？

通过股骨头周围路径，直接进入股骨头内，以期通过减压孔道，减小股骨头内压力，改善股骨头因内压增高所致的骨坏死症状。因此，减压路径，多通过大粗隆路径进入。经此路径，可以做多孔减压或单孔减压。

23. 什么是人工髋关节，有哪些类型？

人工髋关节是仿照人体髋关节的结构，将假体柄部插入股骨髓腔内，利用头部与关节臼或假体金属杯形成旋转，实现股骨的屈伸和运动。人工髋关节假体有以下几种类型：

（1）按关节置换的部位分为全髋和单、双极股骨头置换。

（2）按关节置入后的固定方式分为骨水泥型、非骨水泥型和混合型。

（3）按关节的对合方式分为金属对聚乙烯、陶瓷对陶瓷、金属对金属等类型。

24. 什么是人工髋关节置换术？

人工髋关节置换术（图1-4）是指采用金属、高分子聚乙烯、陶瓷等材料，根据人体关节的形态、构造及功能制成人工关节假体，通过外科技术置入人体内，代替患病关节功能，达到缓解关节疼痛，恢复关节功能的目的。

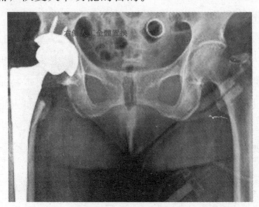

图1-4　右侧人工髋关节置换术后X线片

25. 人工全髋关节置换术的适应证有哪些？

人工髋关节置换术用于治疗终末的股骨头坏死的患者，适应证包括：

（1）严重的骨性关节炎。

（2）类风湿关节炎，创伤性关节炎，强直性脊柱炎，先天性发育畸形导致的关节炎或关节疼痛、活动功能障碍，以及骨关节的肿瘤等。

（3）出现以上疾病的患者尚需符合以下标准才适宜进行人工关节置换术。

①关节面骨和软骨破坏的影像学改变。

②有中度到重度持续性疼痛。

③经过至少半年的保守治疗，功能和疼痛无法改善。保守治疗至少应包括：非甾体类抗炎药物及其他类型的镇痛药物，理疗，助行装置（手杖、拐杖等），以及有意识地减少关节负荷的生活、工作习惯的改变。

④患者能够积极配合医师治疗，有良好的依从性。

（4）年龄不是人工关节置换的决定性因素。最初，受早期的人工关节假体设计及材料磨损性能的限制，以及手术技术尚不成熟，一度认为人工关节置换只适用于65岁以上人群。但随着更多的新型耐磨材料在人工关节中广泛应用，手术技术特别是翻修技术的大幅度提高，各种翻修假体设计日趋完善，而人们对生活质量的要求也不断提高，越来越多的高龄人群和年轻人因为严重的关节疾病接受人工关节置换术。

26. 人工全髋关节置换术可能出现哪些并发症?

(1) 假体周围骨折（图1-5）：发生率为6.0%~15.3%，发生原因一般与手术方式及术中操作有关。此外，与患者年龄偏大、骨质疏松、骨皮质薄及骨破裂也有一定关系。

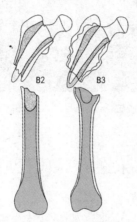

图1-5 假体周围骨折

(2) 人工髋关节脱位（图1-6）：人工髋关节脱位是全髋置换术的早期主要并发症。

(3) 严重疼痛：约占4%，与人工股骨头过大、松动、移位，关节内钙化、骨化、感染和金属刺激有关。

(4) 感染：发生率为2.1%~2.3%，在现代人工置换手术中，感染的发生率已降至1.0%以下，但由于每年进行人工髋关节手术的数目过大，故感染病例数也不容乐观。感染的原因主要为无菌操作不严格、手术操作粗暴、止血不彻底、术后引流不畅等。

(5) 假体松动（图1-7）：假体松动是人工关节置换失败的最常见原因，也是术后翻修术的主要原因。

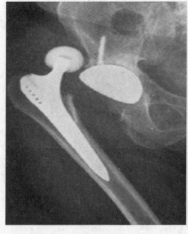 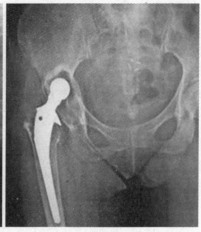

图1-6　髋关节脱位　　　　图1-7　假体松动

27. 髋关节脱位的症状体征是什么?

(1) 外伤后患髋肿痛,活动受限。

(2) 后脱位,患髋屈曲、内收、内旋、短缩畸形。

(3) 前脱位,患髋伸直外展外旋畸形(图1-8)。

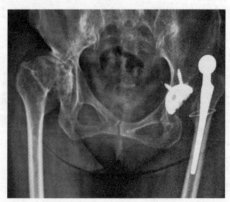

图1-8　人工髋关节前脱位

（4）中心脱位，患肢短缩畸形。

28. 人工髋关节置换术后下肢深静脉血栓形成的生理机制是什么？

血流淤滞、管壁损伤、血液高凝状态为静脉血栓形成的三大因素。

（1）人工全髋关节置换术为四级手术，麻醉可使下肢肌肉一定时间内失去收缩功能，术后的疼痛及卧床都可使下肢肌肉处于松弛状态，影响血液的正常流动，血流缓慢，这是深静脉血栓形成产生的动力基础。

（2）手术可引起血小板凝集功能发生改变，使血小板凝集功能增加，加上术中、术后输血及止血药物的应用，导致血液处于高凝状态，这是深静脉血栓形成产生的病理学基础。

（3）手术创伤可导致白细胞趋向性增加，内皮细胞层出现裂隙，使血小板移向血管内膜，也可导致凝集过程的发生。

29. 人工髋关节置换术后的禁忌动作有哪些？

（1）髋关节屈曲大于90°：如下蹲，弯腰拾物，穿或脱鞋、袜，坐于高度低于膝部的矮凳、椅子、沙发，使用蹲厕、开车等。

（2）髋关节过度内收外旋：如交叉腿、盘腿、跷二郎腿、患侧卧位等。

30. 创伤患者急救治疗原则是什么？

严重创伤患者的最佳抢救时间是在最初30分钟，对危重患者的急救全过程而言，紧急的监护非常重要，迅速对患者病情做出评估，建立静脉通道，保护重要的器官，维持基本生命活动，为进一步的救治赢得时间（图1-9）。

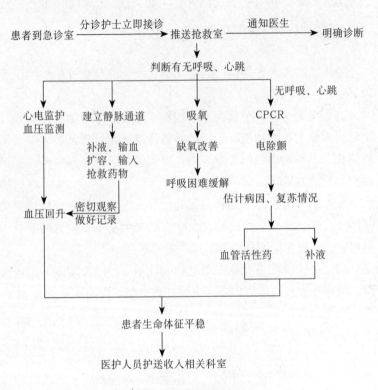

图1-9 危重患者抢救程序

31. 创伤性股骨头缺血性坏死的治疗方法有哪些？

股骨头缺血性坏死的治疗分为保守治疗和手术治疗，但都应根据病因、年龄、病变程度等给予相应的治疗，其目的在于制止病变继续发展，改善股骨头血运，促进坏死修复，最大限度地保留患髋关节的功能。对于已发展为严重骨性关节炎，年龄又较大者，可行人工髋关节置换术。

32. 股骨头缺血性坏死术前患肢的观察方法有哪些？

（1）肤色：动脉供血不足时，肤色苍白，趾腹空虚感。静脉回流不良时，肤色呈青紫色。

（2）皮温：伤肢远端同健侧对称点作比较。对比时双侧肢体要在同一室温下，亦可用皮温计进行测量和比较。皮温低于健侧说明血液循环差。

（3）动脉搏动：患肢可触及足背动脉及胫后动脉。如动脉搏动消失，则有肢端缺血现象。

（4）毛细血管充盈情况：用手指压迫伤肢的趾甲，甲下颜色变为苍白，移去压迫，1~2秒内即恢复原来红润现象为正常。若动脉供血欠佳，充盈时间延长。

33. 股骨头缺血性坏死患者长期卧床引起的并发症有哪些？

股骨头缺血性坏死患者长期卧床引起的并发症有：压疮、便秘、泌尿系感染、坠积性肺炎、骨质疏松、深静脉血栓、肺栓塞、心血管疾病、口腔疾病、肌肉萎缩等。

34. 创伤性股骨头缺血性坏死患者为什么大腿根处有瘀斑?

创伤性股骨头缺血性坏死病人大腿根处瘀斑是软组织挫伤比较严重的表现(图1-10)。出现瘀斑后要多休息,没有基础疾病者会自愈,自动修复要一段时间,大约1周,后期可以用正红花油或者白酒涂抹,微热就行。

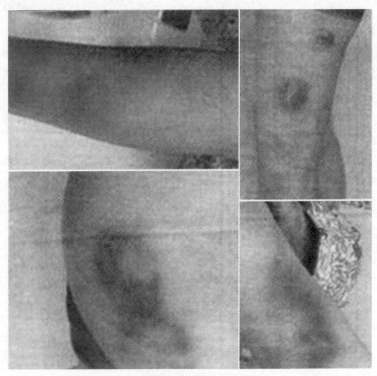

图1-10 皮下瘀青

35. 创伤性股骨头缺血性坏死患者搬动的方法是什么？

创伤性股骨头缺血性坏死患者搬动的方法是三人搬动法（图1-11），具体方法如下：

(1) 移开床旁椅，松盖被，放好平车。
(2) 搬运者站在床边，将患者双手置腹上，协助移至床缘。
(3) 第一名护士一手臂托住患者头颈肩部，另一手臂置胸背部；第二名护士一只手臂托住患者腰部，另一只手臂置臀下；第三名护士一只手臂托住患者膝部，另一只手臂置小腿处。
(4) 三人同时托起患者，同时移步向平车，轻轻放于平车上。

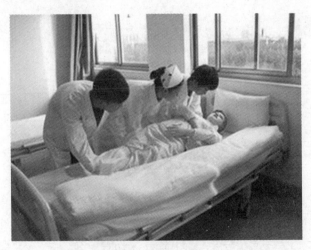

图1-11　三人搬动法

36. 创伤性股骨头缺血性坏死患者护理的方法有哪些？

(1) 心理护理：关心和尊重老年患者，评估老年患者的全身情况，多给予生活上的关心和照顾，不配合的给予耐心、仔细的劝说工作，帮助和指导患者进行活动锻炼。

(2) 饮食护理：指导患者进食高蛋白、高维生素、高钙、粗纤维易消化的食物（图1-12），保持心情舒畅，增进食欲。

(3) 体位：保持患肢有效皮牵引（图1-13），患肢处于外展中立位，穿矫正鞋，患肢抬高30°。

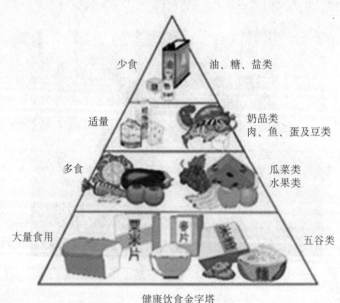

图1-12 健康饮食

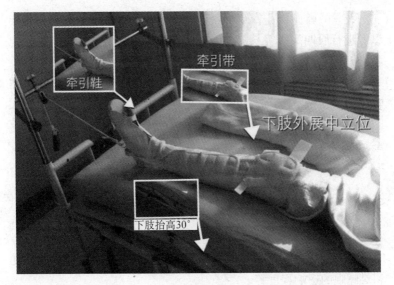

图1-13 皮牵引

(4) 预防并发症护理

①防止压疮：消除引起压疮的病因，如牵引时可将床抬高20°～30°，协助患者翻身或搬运时，应将患者的身体抬离床面，避免拖、拉、推等动作；保护受压部位，如在支持身体空隙处加垫软枕或其他设施（如气垫床、糜子垫等）；清洁皮肤、定时按摩受压部位。

②泌尿系感染：术前训练患者床上排尿；鼓励患者多饮水，以促进代谢，减少残余尿，留置导尿期间每日会阴护理2次并进行夹管锻炼；解除患者不敢喝水怕床上排尿麻烦别人的心理。

③坠积性肺炎：对于吸烟的患者术前开始戒烟，练习深呼吸运动，鼓励患者做深呼吸、吹气球、咳嗽等锻炼，定时协助患者翻身给予叩背，采取增加呼吸运动措施，如床上两臂伸展，扩胸运动等。

④深静脉血栓：告知患者进行主动和被动活动的意义，指导患者进行股四头肌等长舒缩锻炼，在肢体抬高的基础上增加肌肉收缩锻炼。

⑤髋内翻的发生：如不要交叉双腿，不盘腿而坐，不跷二郎腿等。

37. 创伤性股骨头缺血性坏死患者疼痛时的评估原则是什么？

(1) 我们以疼痛评估工具为标准，综合评估患者静息状态时、深呼吸时、说话时、咳嗽时的疼痛评分，以及关节活动角度和对睡眠的影响程度等。

(2) 我们可以根据疼痛的性质及分布进行评估。当患者主诉为尖锐、持久、跳动性或紧压性疼痛，一般是躯体神经受累现象。

(3) 内脏伤害、感觉性疼痛一般为弥散性中空脏器梗阻。

(4) 股骨头坏死前期疼痛主要表现在髋关节周围、大腿内侧、腹股沟或是向膝部放射，有时只为麻木感。疼痛主要以隐痛、钝痛、间歇痛为主，活动时疼痛加剧，休息时疼痛会得到缓解或是消失。

(5) 由于每个患者的身体、病因等因素影响，疼痛方式有所不同，有些患者无论休息还是行走，均会出现长时间持续性疼痛。随着病情的加重，疼痛也会随之剧烈。

参 考 文 献

[1] 赵德伟.骨坏死[M].北京：人民卫生出版社，2004.
[2] 赵德伟.股骨头缺血性坏死的修复与再造.3版[M].北京：人民卫生出版社，2013.
[3] 刘蜀彬，刘耀升.股骨头坏死200问[M].北京：军事医学科学出版社，2013.
[4] 任蔚红，王惠琴.临床骨科护理学[M].北京：中国医药科技出版社，2007.
[5] 蔡文智，罗翱翔.骨科护理细节问答全书[M].北京：化学工业出版社，2013.

二
围术期护理

（一）术前护理

1. 行股骨头缺血性坏死术之前需要备血吗？

股骨头缺血性坏死患者手术前是需要备血的，因为手术中意外情况是无法预知的，如血管的损伤，备血是为了保证手术的安全。髋部手术创伤较大，出血较多，部分老年患者即使术中出血量少，但因其自身代偿能力较差，术中也要输血。但并不是说所有的备血都会用到，取决于患者的手术方式及自身情况的差别，其实准备了若是没有用到，这对病人是有利的，这说明病人在手术中失血量少。

2. 术前护士为什么要了解患者既往有无活动性出血或急、慢性贫血病史？

术前既要了解患者既往有无活动性出血及有无急、慢性贫血病史，还要对病人全身情况有足够了解，评估是否存在增加手术危险性或不利恢复的异常因素，以准确评估病人的手术耐受力，发现问题，在术前予以纠正，术后加以防治。

3. 手术前护士需做哪些告知？

手术前护士要告知患者和家属手术的目的，手术前后的注意事项。告知患者术前禁食、水的时间和目的，术前胃肠道准备，术前灌肠、排空膀胱的目的，手术前衣服、皮肤准备的目的和要求，告知患者手术的卧位，配合医生手术的方法，告知患者术中和术后可能出现的问题，术前遵医嘱用药的目的等。

4. 术前需做哪些相关检查？

(1) 病史检查：病史检查包括疼痛发生时间、性质、程度、部位等。有无外伤史、服用激素史、饮酒史等，并了解既往史、职业史、嗜好史及家族史。

(2) 体格检查：观察患者的步态，检查髋关节运动的范围，双下肢长度和周径的测量，检查髋关节局部的压痛，行双下肢的"4"字试验，托马斯征、艾利斯征和叩击试验。

(3) 影像学检查：主要依靠X线片，X线片要求拍正位、临床上拍蛙位对比度良好，能看清股骨头骨小梁。对临床高度怀疑或经X线片检查不能确诊者，则选择MRI和CT检查。

(4) 实验室检查：术前进行血液，尿液，免疫学检查，如血常规、尿常规、凝血功能、肝肾功能、肝炎系列、梅毒、HIV、血沉、C反应蛋白、类风湿因子等。

5. 哪些疾病不宜手术？

(1) 脑血管病：无症状的颈动脉杂音、近期有短暂性脑缺血发作的病人等对手术的危险因素较高，均应进一步检查与治疗。

近期有脑卒中史，手术至少推迟2周，最好6周。

（2）心血管病：①高血压病人，血压应控制在160/100mmHg以下，血压过高者术前应选择合适的降压药物，使血压降至正常水平才做手术；②进入手术室后血压急剧升高者，应与麻醉师共同处理，根据病情和手术性质实施择期或延期手术；③伴有心脏病的病人需要外科医生、麻醉医生和内科医生共同对心脏危险的因素进行评估和处理。

（3）肺功能障碍：①有肺病史的病人，术前对肺功能进行评估。胸部X线片检查可鉴别肺实质病变或胸膜腔异常；②对高危病人，肺功能检查有重要意义，第一秒钟最大呼气量<2L可能发生呼吸困难，$FEV_1<50\%$，提示重度肺功能不全，术后需机械通气和特殊监护；③如病人吸烟每天超过10支，停止吸烟极为重要。戒烟1～2周，黏膜纤毛功能可恢复，痰量减少，减少肺部并发症；④急性呼吸系统感染者，手术应推迟愈后1～2周。

（4）肾疾病：麻醉和手术都会加重肾脏负担。①急性肾衰竭的危险因素包括术前血尿素氮和肌酐升高、充血性心力衰竭、老年、术中低血压、使用肾毒性药物等；②评价肾功能：实验室检查血钠、钾、钙、磷、血尿素氮、肌酐等，很有必要。

（5）糖尿病：对糖尿病病人在整个围术期都处于应激状态，其中并发症和病死率较高。糖尿病影响伤口愈合，感染并发症增多，常伴无症状的冠状动脉疾患。血糖应控制在8mmol/L以下，血糖过高病人应请内分泌科室会诊，通过合适药物和有效治疗将血糖控制并稳定在正常水平方可手术。

（6）评估凝血功能：①询问病人及家属有无出血及血栓栓塞史；②有无出血倾向的表现，如手术和月经无严重出血，是否发生皮下瘀斑、鼻出血或牙龈出血等；③是否同时存在肝肾疾病；④有无营养不良的饮食习惯，过量饮酒，服用阿司匹林、非甾体抗炎药或降血脂药（可能导致维生素K缺乏），抗凝治疗（如心房纤颤、静脉血栓栓塞、机械心瓣膜时服华法林)等；⑤术前7天停用阿司匹林，术前2~3天停用非甾体醇类抗炎药，术前10天停用抗血小板药；⑥当血小板小于$5\times10^9/L$，建议输血小板；手术前应保持血小板达$7.9\times10^9/L$，血友病病人围术期相关处理，请血液病医师协助。

6. 患者进入手术室前都有哪些准备？

（1）病人准备：①做好辅助检查，如血尿便常规、出凝血时间、肝肾功能、心电图、核磁共振等；②常规备皮、备血，做好皮试；③要求吸烟者禁烟，指导患者进行引体向上运动及床上排便、排尿，指导患者学会下肢功能锻炼、关节活动训练方法以及正确使用拐杖及深呼吸锻炼肺功能；④预防性应用抗生素；⑤对过度精神紧张难以入眠者应适当用镇静剂以保证睡眠。

（2）病房准备：加强病室管理，保持清洁卫生，室内空气、地面、床单位严格消毒。

（3）工作人员配备：由训练有素、责任心强、技术过硬的护理人员负责，并拟订护理计划。

7. 患者进手术室前应该做什么标识？

（1）患者在离开病区到手术室前，由经治医生在即将手术的患者身体切口位置用不掉色的油彩笔以"YES"字样进行标识（图2-1），再与患者或家属共同确认及核对。

（2）患者在进入手术室前，由两名护士核对手术腕带（图2-2）内容，包括：姓名、性别、年龄、床号、病区及住院号。将腕带戴在患者健侧手腕上作为手术标识。

（3）病区护士将手术患者送到手术室后，再次与手术室护士

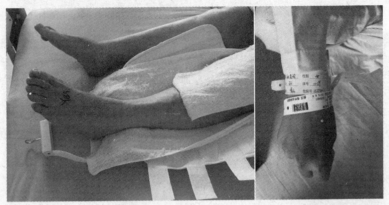

图2-1 以"YES"字样进行标识　　图2-2 手术腕带

共同核对手术腕带及手术标识是否正确。若不一致,及时与经治医师联系。

8. 患者应该签署哪些协议?

患者应该签署《手术协议书》《麻醉同意书》和《知情同意书》。现代法律观点认为:医师给病人做任何治疗之前,病人有知情权和最终的决定权,否则就构成了侵权。手术前医师应该将患者的病情、手术原因、手术方式、手术过程中和手术后可能出现的风险意外等向患者或家属交代清楚,并签署《手术协议书》,《手术协议书》的签署是达成手术共识的标志。在签署前,要与医师充分沟通,了解清楚上述情况后再做出是否手术的决定。

9. 患者应该了解哪些术前用药知识?

(1)术前用药的目的:①镇静和催眠:消除紧张、焦虑及恐惧心理,使其情绪稳定、配合麻醉。②镇痛:缓解或消除麻醉操作可能引起的疼痛和不适,增强麻醉效果。③抑制腺体分泌:减少呼吸道腺体和唾液的分泌,保持呼吸道通畅。④减少不良反应:消除因手术或麻醉引起的不良反应,维持血流动力学的稳定。

(2) 常用药物:①镇静和催眠药:如鲁米那、咪达唑仑、地西泮等。②镇痛药:如吗啡、哌替啶等。③抗胆碱能药:如阿托品、东莨菪碱等,可抑制腺体分泌。④抗组胺药:如异丙嗪等,可拮抗或阻滞组胺释放,缓解痉挛。

10. 术前护士为什么需对患者进行评估?评估的内容包括哪些?

术前对患者进行正确的评估,能够及时发现护理问题,采取相应的护理措施,提高护理质量,确保患者安全。评估的内容包括以下几点:

(1) 既往输血史,有无并发症。
(2) 有无先天性和获得性血液系统疾病。
(3) 有无服用影响凝血功能的药物,如阿司匹林、法华林等。
(4) 有无活动性出血。
(5) 实验室检查:血常规、凝血功能、肝功能、血型(包括A、B、O、AB血型和Rh血型)、乙肝、丙肝相关检查、梅毒抗体及HIV抗体等。
(6) 术前评估重要器官功能。

11. 术前胃肠道准备的重要性有哪些?

胃肠道准备是术前准备的重要组成部分,包括禁食水、灌肠。这主要是为了防止在麻醉或手术过程中出现呕吐反应而引起窒息或吸入性肺炎。

（1）禁食水：术前12小时开始禁止饮食，4小时开始禁止饮水。

（2）灌肠：术前一日晚饭后开始禁食，清洁灌肠后，千万不可再食用其他任何高营养饮料或固体食物。

12. 术前灌肠的目的及注意事项是什么？

术前灌肠的目的是刺激肠蠕动，软化和清除粪便，排出肠内积气，降低术后感染及肠梗阻的发生。注意事项如下。

（1）妊娠、急腹症、严重心血管疾病等患者禁忌灌肠。

（2）伤寒患者灌肠压力要低（液面不得超过肛门30cm），溶液不得超过500ml。

（3）肝昏迷患者灌肠，禁用肥皂水，以减少氨的产生和吸收，充血性心力衰竭的患者和水钠潴留患者禁用0.9%氯化钠溶液灌肠。

（4）准确掌握灌肠溶液的温度、浓度、流速、压力和溶液的量。

（5）灌肠时如有腹胀和便意时，应嘱患者做深呼吸，以减轻不适。

（6）灌肠过程中应随时注意观察患者的病情变化，如发现脉速、面色苍白、出冷汗、剧烈腹痛、心慌气急时，应立即停止灌肠并与医师联系，采取急救措施。

13. 老年患者健康评估的注意事项有哪些？

对老年患者健康评估应结合其身心变化的特点，注意以下事项：

（1）环境：评估时应注意调节室内温度，以22~24℃为宜。应避免对老年患者的直接光线照射，环境尽可能要安静、无干扰，注意保护老年患者的隐私。

（2）安排充分的时间：老年患者往往患有多种慢性疾病，由于感官的退化，反应较慢，行动迟缓，思维能力下降，所以护理人员应根据老年患者的具体情况，分次进行评估，这样既可以避免老年患者疲劳，又能获得详尽的评估资料。

（3）选择得当的方法：对老年患者进行躯体评估时，应根据评估的要求，选择合适的体位，重点检查易于发生皮损的部位。检查口腔和耳部时，要取下义齿和助听器。有些老年患者部分触觉功能消失，需要较强的刺激才能引出，在进行感知觉检查，特别是痛觉和温觉检查时，注意不要损伤老年患者。

（4）运用沟通的技巧：老年患者听觉、视觉功能逐渐衰退，交谈时会产生不同程度的沟通障碍。为了促进沟通，护理人员应尊重老年患者，采用关心、体贴的语气与患者沟通，语速减慢，语音清晰，选用通俗易懂的语言，适时注意停顿和重复。适当运用耐心倾听、触摸、拉近空间距离等技巧，注意观察非语言性信息，增进与老年患者的情感交流，以便收集到完整而准确的资料。

14. 术前患者是否应该向护士告知有无服用影响凝血功能的药物，为什么？

抗凝药物包括：

（1）肝素：最常用的抗凝药物，其抗凝作用主要是通过增加抗凝血酶Ⅲ（ATⅢ）的活性，抑制血栓形成。肝素起效快，半衰期短，在体内作用稳定。

（2）低分子量肝素：低分子量肝素较肝素有很多优越性，由于它主要针对Ⅹa因子，因此它在抗凝的同时，出血的危险性大大降低。其良好的组织吸收性、长半衰期，使用药方法变得简单，用药次数也较肝素减少。

(3) 华法林：华法林作为口服抗凝药在临床上已得到长期应用，作为口服制剂，华法林成为门诊抗凝治疗的首选药物。华法林在体内起效慢，一般在服药2～3天后开始起效，因此临床上常同时将它与肝素或低分子量肝素一起使用，待华法林达到治疗作用时，停用肝素或低分子量肝素。

长期服用影响凝血功能的药物，如阿司匹林、华法林等应及时通知医师和护士，因为此类药物抑制血小板凝集，硬膜外穿刺可引起严重并发症，造成血肿、麻醉药中毒等概率大大增加。

15. 如何解决患者术前的心理问题？

(1) 在进行心理护理时，首先应仪表端庄、态度和蔼、言语温和，动作文静、沉稳，给患者以亲切感和安全感。使患者愿意与护士交往，并建立良好护患关系。逐步取得患者信任，为进一步开展心理护理打好基础。

(2) 要了解患者主要病史。对不同身份、职务的患者应一视同仁，平等相待。

(3) 要尊重患者，为患者解除痛苦。对暴露出的各种心理矛盾，应给予足够重视，不得歧视。要综合分析，善始善终给予解决。护理人员的行为是无声的治疗。

(4) 针对老年患者要耐心劝解，使患者能接受治疗，安心住院。患者对自身疾病焦虑不安，要向患者宣传疾病知识，解除其思想负担，根据患者病情及文化程度，就主要心理矛盾个别交谈。语气要肯定，观点要明确，使患者有一定收获，争取再次谈话时达到预期目的，以使病人得到安慰。增进信心，缓解忧伤情绪。

(5) 对于存在心理问题的患者，针对患者的心理状态，采用聚焦模式进行心理治疗，具体方式如图2-3所示。

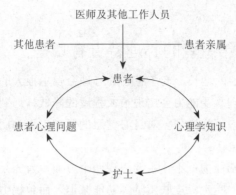

图2-3 聚焦模式循环

16. 怎样对老年患者进行心理护理?

老年患者常会感到孤独,希望得到家人的关心、爱护和照顾,得到应有的尊重,建立良好的人际关系,保持与家庭、社会的沟通。因此对老年患者要做好人文关怀(图2-4)。

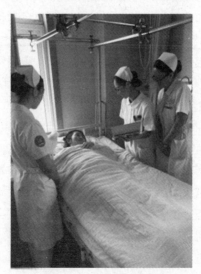

图2-4 护士人文关怀

17. 老年患者的心理特点有哪些？

随着年龄的增长，老年患者的心理会发生很大的变化。一般老年患者心理承受能力会出现很大程度的降低，遇到困难或挫折时，情绪反应更为激烈，对身心健康的影响也更为明显。老年患者心理特点包括：

(1) 认知能力低下：主要表现两个方面，首先是感觉迟钝，听力、视觉、嗅觉、皮肤感觉等功能减退，而致视力下降，听力减退，灵敏度下降；再者动作灵活性差，动作不灵活，协调性差，反应迟缓，行动笨拙。

(2) 孤独和依赖：孤独是指老年患者不能自觉适应周围环境，缺少或不能进行有意义的思想和感情交流。依赖是指老年患者做事信心不足，被动顺从，感情脆弱，犹豫不决，畏缩不前等，事事依赖别人去做，行动依靠别人决定。

(3) 易怒和恐惧：老年患者情感不稳定，易伤感，易激怒，不仅对当前事情易怒，而且容易引发对以往情绪压抑的怒火爆发。恐惧也是老年人常见的一种心理状态，表现为害怕，有受惊的感觉，当恐惧感严重时，还会出现血压升高、心悸、呼吸加快、尿频、厌食等症状。

(4) 抑郁和焦虑：抑郁是常见的情绪表现，症状是压抑、沮丧、悲观、厌世等，这与老年患者脑内生物胺代谢改变有关。

(5) 睡眠障碍：老年患者由于大脑皮质兴奋和抑制能力低下，造成睡眠减少，睡眠浅、多梦、早醒等睡眠障碍。因此，老年患者应该心态平衡，适当进行体育运动，促进身心健康。老年患者出现心理问题时，要及时进行心理咨询，寻求心理治疗，以免心理问题加剧，引发严重的精神心理疾病。

18. 老年患者心理变化的影响因素有哪些?

(1) 受身体逐渐衰老的影响,有些老年患者盼望长寿的愿望会越发强烈。于是,他们会常常用幻想来欺骗自己,会产生幻想心理。

(2) 老年患者心理比较脆弱,面对衰老的客观事实既惧怕又无奈,这种心态如果不及时调整,极易导致抑郁心理。

(3) 老年患者自我评价过低、生存意识消极、经常对他人不满及抱怨。自我行为的约束、强化自我内心的封闭,逐渐地疏远社会,最终会形成孤独的生活习惯和行为模式,导致老年患者存在怕孤独心理。

(4) 经常自责、自卑、自怜和自贬。总是希望得到他人的敬重、关心和照顾,却不考虑他人及社会的实际条件和能力,导致老年患者存在偏激心理。

(5) 老年患者因身体有病而多疑,常表现为无病也疑,有病更疑,产生多疑心理。

(6) 他们害怕衰老,恐惧死亡。惧怕谈论死亡,不敢探视患者,不敢正视,导致老年患者存在怕死心理。

19. 股骨头坏死老年患者身心变化的特点有哪些?

(1) 生理特点改变:是指随着年龄的增长,机体必须发生的分子、细胞、器官和全身的各种退行性改变,这些变化都是正常的,属于生理性的改变。

(2) 病理特点的改变:是指由于生物的、物理的或化学的因素所导致的老年性疾病引起的变化,这些变化是异常的,属于病理性的改变。

(3) 身心变化不同步,心理发展具有潜能和可塑性,个体差异性大。

(4) 在智力方面,由于反应速度减慢,在限定的时间内学习新知识、接受新事物的能力较年轻人低。

(5) 在记忆方面,记忆能力变慢、下降,以有意识记忆为主、无意识记忆为辅。

(6) 在思维方面,个体差异性较大。

(7) 在特性或个性方面,会出现孤独、任性、把握不住现状而产生怀旧、焦虑、烦躁。

(8) 老年人的情感与意志变化相对稳定。

20. 什么是应激障碍?如何应对创伤患者的应激障碍?

应激障碍又称反应性精神障碍或心因性精神障碍,是指一组主要由心理、社会(环境)因素引起异常心理反应而导致的精神障碍。

(1) 创伤患者出现应激障碍的措施包括:创伤患者入院后,由于受到严重的创伤,对疾病的不了解,产生惧怕治疗的不安心理,再加上对环境的陌生、恐惧,存在心理上的不安全感。

(2) 对待有共性心理问题的创伤病人,可以开展心理知识讲习课,组织患者座谈讨论,达到自我教育、相互启发、鼓舞斗志、共同战胜疾病的目的。

21. 术前应做哪些功能锻炼预防深静脉血栓形成？

为防止因卧床时间长所致小腿静脉回流压力降低，血液黏度增加，血小板增加和血液凝固性增高，促使血小板在该处黏附形成血小板性血栓，继而纤维蛋白沉着，血栓增大，而使血管腔闭塞，所以术前功能锻炼是十分必要的。因此术前应指导患者患肢和健肢进行股四头肌等长收缩和踝关节跖屈背伸及直腿抬高的活动，尽量多做运动，保证末梢血液循环。

（1）踝关节跖屈背伸运动（图2-5）：训练逐渐屈伸足踝部，每天5~6次，每次10~20分钟。拔管后即可指导踝关节主动屈伸活动及股四头肌等长舒缩锻炼，每天3次，每次15~20分钟。踝旋转运动训练：活动踝部先向顺时针旋转，每天5~6次，每次10~20分钟，拔管7天后，做膝关节屈伸活动，每天3次，每次10~15分钟，根据情况逐渐增加活动次数及时间。

（2）直腿抬高运动（图2-6）：训练绷紧大腿肌肉，直到下肢在床上完全伸直，然后从床上将下肢抬高5~10cm，维持5~10秒，每天3~6次，每次10~20分钟。

（3）股四头肌等长收缩运动（图2-7，图2-8）：双下肢伸直，舒缩大腿肌肉，每次5~10秒，每天3~5次，每次10~15分钟。

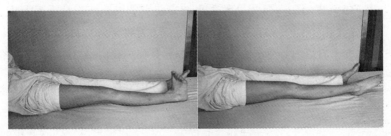

图2-5　踝关节跖屈背伸运动

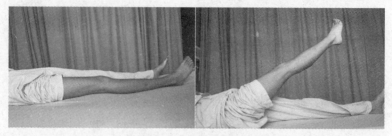

图2-6 直腿抬高运动

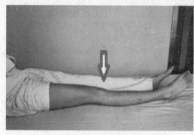

图2-7 股四头肌静力等长收缩运动（收缩）

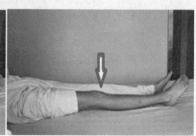

图2-8 股四头肌静力等长收缩运动（放松）

22. 什么是牵引术？牵引的方法有哪些？

牵引术是利用适当的持续牵引力和反牵引力作用于骨折部，达到复位和维持复位固定的治疗方法。牵引的方法包括以下几种：

（1）皮牵引：是用贴敷于患肢皮肤上的胶布或包捆于患肢皮肤上的牵引带，利用其与皮肤的摩擦力，通过轮滑装置及肌肉在骨骼上的附着点，将牵引力传递到骨骼，又称间接牵引（图2-9）。

（2）骨牵引：是将不锈钢针穿入骨骼的坚硬部位，通过牵引钢针直接牵引骨骼，又称直接牵引（图2-10）。

（3）兜带牵引：是利用布带或海绵兜带兜住身体突出部位施加牵引力。

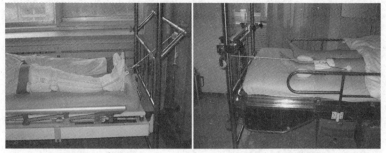

图2-9 皮牵引　　　　图2-10 骨牵引

23. 术前牵引的目的是什么?

(1) 骨折、脱位的复位和维持复位后的稳定。
(2) 矫正和预防关节屈曲挛缩畸形。
(3) 肢体制动减少了局部刺激,减轻了局部炎症扩散。
(4) 解除肌肉痉挛,改善静脉血液回流,消除肢体肿胀。
(5) 使关节置于功能位,便于关节活动,防止肌肉萎缩。

24. 皮牵引术常见的并发症有哪些? 如何预防?

(1) 坠积性肺炎:长期卧床不活动,尤其是老年病人抵抗力差,易发生坠积性肺炎。预防:指导患者行深呼吸、有效咳嗽、咳痰。应鼓励患者利用拉手做上身运动,每日定时协助起坐,叩击背部,鼓励咳嗽。每日定时协助患者改变卧位、多饮水及积极控制感染。有效咳嗽、咳痰的方法是:病人尽可能采取坐位,先进行深而慢的腹式呼吸5~6次,深吸气至膈肌完全下降,屏气3~5秒,继而缩唇,缓慢的经口将肺内气体呼出,再深吸一口气,屏气3~5秒,身体前倾,从胸腔进行2~3次短促有力的咳嗽,咳嗽时,同时收缩腹肌,用手按压上腹部,帮助痰液咳出。

(2) 压疮：长时间牵引，牵引带压迫骨隆突部位引起。常见部位是：腓骨头、足踝部。预防：严格交接班，每日检查皮肤的完整性，每2小时打开牵引带一次，按摩牵引肢体30分钟后再予以固定，以促进血液循环，减轻局部皮肤的压迫。

(3) 关节僵硬、肌肉萎缩：因患肢长期固定，缺乏功能锻炼，肌肉代谢活动减退，导致肌无力和肌萎缩。预防：自牵引日起即应教会患者做有规律的功能锻炼，如踝关节背伸跖屈运动及股四头肌等长收缩运动（图2-11、图2-12）等。

(4) 足下垂：因腓总神经受压、踝关节未置于功能位及缺乏功能锻炼等引起。预防：皮牵引时，避免牵引带长时间压迫腓骨头，每2小时放松牵引带一次，严格交接班，密切观察牵引侧肢体感觉运动情况，使踝关节置于功能位，病情许可下，可行踝关节活动。

(5) 便秘：与长期卧床及水分摄入不足有关。预防：调节饮食，多吃粗纤维素食物，如芹菜、韭菜、菠菜等。每日做腹部按摩，必要时用开塞露、灌肠或服缓泻药。

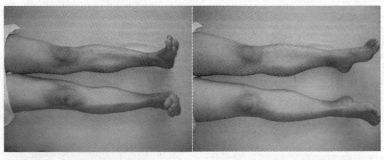

图2-11 股四头肌等长收缩运动（收缩）　　图2-12 股四头肌等长收缩运动（舒张）

25. 何谓"三点式"抬臀？有什么意义？

使用头、双肘和健侧肢体作为支点，向上挺腰抬臀（图2-13）。可以锻炼腰背肌功能，长期卧床患者可预防皮肤受压。行全髋关节置换的患者可维持髋关节稳定性，预防关节脱位。

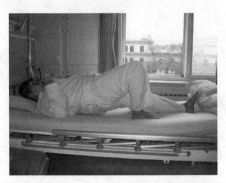

图2-13 "三点式"抬臀

26. 术前练习床上大小便的目的及方法是什么？

由于股骨头置换术后需卧床2~3周，患者大多不习惯卧床大小便，易出现腹胀、便秘、尿潴留，因此在手术前2~3日内，应指导患者学会在床上使用便器，以减少手术后的痛苦。男性病人学会床上使用尿壶。教会病人自行调整卧位和床上翻身的方法，指导患者应用"三点式"抬臀法或者轴式翻身法将便器放于臀下，注意保护皮肤，避免生拉硬拽。创造安静舒适环境，注意保护患者隐私。

27. 髋部手术备皮范围是什么?

病人手术区皮肤是细菌的重要来源,所以手术区皮肤的无菌准备非常重要。股骨头修复与再造属显微外科手术,深达髋关节,所以手术无菌程度要求高,一旦感染,后果十分严重,要在手术前两小时内行皮肤准备,手术区备皮。

备皮范围:患肢上至侧肋缘,向下包括整个下肢,两侧均超过前后正中线,包括会阴部及植骨供区皮肤。避免划破皮肤,增加感染概率。备皮还应用皮肤清洗消毒剂彻底清洗局部,术前再用2%碘伏消毒术区皮肤,更换无菌衣裤送入手术室。

28. 股骨头缺血性坏死术前应保持的体位是什么?

避免患肢负重,卧床休息。仰卧位,患肢外展30°中立位。

29. 术前使用静脉留置针的注意事项有哪些?

手术日晨留置静脉留置针(图2-14)是为了建立良好的静脉通路,以确保手术中输液、输血通畅,也利于紧急抢救。注意事项如下:

(1) 操作过程注意无菌操作。输液过程中注意观察局部有无红肿及渗出等情况,如有应该立即更换穿刺部位。

(2) 注意输液速度,严禁滴空,以防止空气进入形成栓塞。

(3) 穿刺处肢体避免剧烈活动,保持穿刺部位干燥,如有红、肿、热、痛等不适及时告知护士。

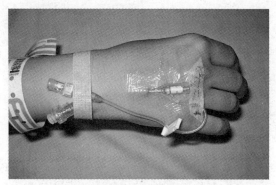

图2-14 静脉留置针

(4) 穿刺处如有渗血或贴膜松动、破损,应立即处理,予以更换。

(5) 拔针后,压迫穿刺部位和血管穿刺点的时间要稍长些,针孔处用无菌棉球或创可贴覆盖。

30. 术前如何帮助患者克服或减轻紧张焦虑的情绪?

(1) 帮助患者正视患病现实,树立战胜疾病信心。运用交互抑制的原理让患者表达正常的情绪和信念,扭转消极信念,减轻紧张焦虑的情绪。

(2) 加强沟通,帮助病人保持豁达的心态。对紧张焦虑的病人应加强沟通,主动交谈。

(3) 帮助病人战胜焦虑,从最坏的结果做打算,轻松地承受不可更改的事实。

(4) 理清思路,保持乐观心境。

31. 如何提高患者对手术的耐受力？

(1) 纠正营养不良及代谢失调。

(2) 纠正水、电解质及酸碱平衡紊乱。

(3) 贫血者适量输血。

(4) 低蛋白血症者，根据患者病情，给予高蛋白、高热量、高维生素的饮食，必要时可静脉补充营养。术前病人血红蛋白定量、红细胞计数、血浆蛋白测定值应到达或接近正常水平。

32. 股骨头坏死老年患者的护理要点有哪些？

(1) 进行有效的沟通：了解老年患者的特点，关心其身心健康，与患者及家属做好沟通工作，注意在给老年患者提供信息时，应考虑到老年患者反应慢，必须具体且由简到繁，按其个人习惯，耐心、热心地反复进行，说话速度要慢，直到对方清楚、明白。

(2) 保证充足的睡眠：老年患者不易入睡，易醒，应保持病房安静，早熄灯，减少不良刺激，创造良好的睡眠环境，还可以临睡前用温水泡脚，教其放松的技巧，嘱咐其睡前少饮水等来帮助改善睡眠。

(3) 饮食指导：养成良好的进食习惯，禁烟酒，少量多餐，注意荤素搭配，减少盐、糖及胆固醇的摄入，多吃水果蔬菜及易消化食品。由于老年患者自控能力差，需控制饮食的病人应交代家属将食品收藏好，避免病人自行取食影响疗效。

(4) 保持二便通畅：①指导老年患者养成良好的排便习惯，定时排便，切忌用力排便；②便秘者遵医嘱给予小剂量的润肠药，必要时协助用手抠出；③急性尿潴留的老年患者，予以导尿时，导尿管应选择合适的型号，以免漏出或脱出；④给男性老年患者插尿管时如不顺利，应考虑有无前列腺肥大，不可硬插，插入后应缓慢放出尿液，第1次放尿量不应>600ml，防止老年患者因体弱导致虚脱或引起血尿。

（5）加强基础护理：①保持床单位整洁、干燥、无碎屑；②偏瘫患者应加强患侧着力点的保护，协助做好肢体的被动运动，给予适量的按摩，防止静脉血栓的形成；③给患者更换体位时避免用剪切力（拖、拉、推等动作），做好皮肤护理，尤其是对神志不清、有交流障碍的老年患者更应做好的皮肤护理。

（6）注意安全：①将呼叫器固定在病人易触摸到的地方，并教会其使用方法，接班时应检查呼叫系统是否正常，以免急用时误事；②偏瘫患者的床位最好靠墙，将患侧肢体朝内，这样不易发生坠床；意识不清的老年患者应加床档；③交代患者及其家属，老年患者在改变体位时动作应慢，而且需要休息一下，以防止发生体位性低血压而跌倒；④老年患者术后一般苏醒延迟（因其代谢延缓，麻醉药代谢减慢），注意保持呼吸道通畅，避免舌后坠；如果使用热水袋，水温不可>50℃，并须用干毛巾包裹热水袋，避免烫伤；⑤尽可能增加巡视病房的次数，观察病情变化。对老年患者的不良主诉应提高警惕，以免延误病情。

33. 老年女性患者尿失禁时应如何自我护理？

（1）保持身心愉悦，积极克服心理障碍。

（2）保持会阴部清洁干燥、透气、勤更换。

（3）加强营养，避免刺激性饮食，戒烟戒酒。

（4）加强盆底肌肉收缩锻炼、排尿功能训练。盆底肌肉收缩锻炼方法为仰卧位，吸气时稍抬起臀部，用力收缩骨盆底肌肉，坚持10秒，呼气，放松10秒。

34. 如何判断患者是否患有尿失禁？

尿失禁，特别是由神经源性膀胱引起的尿失禁，应做下列检查：

（1）测定残余尿量，以区别因尿道阻力过高（下尿路梗阻）与阻力过低引起的尿失禁。

（2）如有残余尿，行排尿期膀胱尿道造影，观察梗阻部位在膀胱颈部还是尿道外括约肌。

（3）膀胱测压，观察有无抑制性收缩，膀胱感觉及逼尿肌有无反射。

（4）站立膀胱造影观察后尿道有无造影剂充盈。尿道功能正常者造影剂被膀胱颈部所阻止。如有关排尿的交感神经功能受到损害则后尿道平滑肌松弛，造影片上可见到后尿道的近侧1~2cm处有造影剂充盈，因这部分尿道无横纹肌。

（5）闭合尿道压力。

（6）必要时行膀胱压力、尿流率、肌电图的同步检查，以诊断咳嗽-急迫性尿失禁、逼尿肌括约肌功能协同失调及由括约肌无抑制性松弛引起的尿失禁。

35. 股骨头坏死老年患者尿路感染的特点有哪些？

尿路感染是由细菌（极少数可由真菌、原虫、病毒）直接侵袭所引起。好发于女性。

（1）症状繁多：老年女性尿路感染患者除了有尿频、尿急、尿痛、乏力、腰酸等基本症状外，更兼有女性绝经后易出现的尿道口干涩、排尿不尽、排尿后下腹酸胀,甚或小便失禁诸多症状。

(2) 尿路感染反复发病,迁延不愈:经常是一年内十几次甚至数十次发病,抗生素不可间断。其原因除了老年女性自身的生理特点容易发病外,更主要是尿液细菌培养及细菌药物敏感测试需要5天后方能出结果,不能马上指导医师正确选择抗生素,造成应用不规范,大量耐药菌株的出现,以致病情迁延难愈。

(3) 并发症多:老年人本身抵抗力弱,再加上老年人多有一些高血压、糖尿病等其他疾病,因此在尿路感染急性发作期,容易导致败血症、感染性休克等危重并发症。

(4) 容易伴随心理障碍:老年女性尿路感染容易发病,迁延难愈,再加上诸多的症状,久病之后,易给病人造成一定程度的心理障碍。

36. 怎样预防股骨头坏死卧床老年患者便秘?

便秘是由于粪便在肠道内停滞过久,水分被过量吸收而致粪便干燥、坚硬和排便不畅。预防措施如下:

(1) 帮助老年患者养成良好的排便习惯,不随意使用缓泻药或灌肠等方法。

(2) 建立合理食谱,调整饮食习惯,在饮食中增加纤维量,适当摄取粗粮、新鲜水果和蔬菜,多饮水。

(3) 适当的全身运动以增加肠蠕动,鼓励老年患者参加力所能及的体力活动。如散步、做体操、打太极拳等。若病情许可,可指导老年患者加强腹部及骨盆底肌肉运动。

(4) 稳定老年患者情绪,消除其紧张因素。如排便时应遮挡,适当通风,保证老年患者有足够的排便时间。

(5) 排便时取合适的体位和姿势有利于发挥重力作用,以增加腹内压力。如在床上用便盆时，可视情况将床头抬高至高斜坡卧位，有助于排便。厕所应装置扶手，便于扶撑。

(6) 对于发生便秘者，可用针刺疗法，腹部做环形按摩，简易通便、灌肠或服泻药等方法。

37. 股骨头缺血性坏死卧床老年患者应该怎样进食？

(1) 进食的自然姿势是前倾位。这是因为若想顺利吞咽食物，就必然采取前倾姿势。

(2) 不要最初就给卧床不起的病人喂饭，或插入胃管、做胃造瘘，而是先试着让其坐在轮椅上进食。

(3) 如移动困难，可让其把脚垂在地上坐起来。

(4) 保持稳定姿势的要点是：①上身前倾；②双足跟必须着地。老人使用的桌（床）与使用者的身高相匹配也很重要。

(5) 侧卧45°进食比直立体位进食引起误吸的危险性小。

(6) 疲劳会增加误吸的危险，进食前应注意休息，静卧1~2小时，进食后为避免食物反流，应保持0.5~1小时，同时要调整食物的形状，一般采用半流食、软食、糊状或胶冻状的黏稠食物，食物要软，有适当的黏性，不易松散，这样通过咽部时不易残留且容易变形。

(7) 要注意每次的摄入量，即一口量。一口量过多会滞留于咽部而导致误吸，或从口中溢出，一口量过少又难以诱发吞咽反射。

参 考 文 献

[1] 宁毅军，刘剑立.老年疾病护理知识问答[M].北京：化学工业出版社，2007.

[2] 陈铮.健康大百科.老年篇[M].北京：人民卫生出版社，2012.
[3] 赵德伟，纪代红.临床护理实训指导[M].北京：人民军医出版社，2015.
[4] 赵德伟.骨科进修医师指导手册[M].沈阳：辽宁科学技术出版社，2008.
[5] 尤黎明，吴瑛.内科护理学.5版[M].北京：人民卫生出版社，2012.
[6] 李乐之，路潜.外科护理学[M].北京：人民卫生出版社，2012.
[7] 李晓寒，尚少梅.基础护理学[M].北京：人民卫生出版社，2012.

（二）术中护理

1. 什么是围术期护理？

围术期护理是指从患者决定手术治疗至出院的这段时间内进行的一系列护理工作。护理人员运用所学的知识和技能，针对病人存在的健康问题和需求，提供病人在手术前、中、后期的各项专业及持续性的护理活动。护理工作的范围包括：手术前的护理评估和准备工作、手术中的护理措施及手术后的评价与反馈。其目的是通过手术前期、中期、后期完整的护理过程，为接受手术的病人及其家属提供身体上、心理上、精神上及社会上的个性化护理和高品质服务。

2. 手术室整体护理工作内容有哪些？

根据现代护理模式要求，手术室整体护理工作包括术前、术中、术后护理三方面。

（1）术前护理：手术室护士术前通过"手术咨询门诊""术前护理访视"等形式，向患者介绍手术基本常识和过程，解答患者的疑问和难题，向患者开展卫生知识宣教等，以使患者舒缓压力、增强信心、积极配合手术。同时，护士可通过术前访视掌握病人身体状况和特殊手术问题，积极做好各项准备工作，确保手术顺利开展。

（2）术中护理：手术病人进入手术室期间，护士应热情接待、全程陪伴病人，认真核对资料，保证手术病人、病历资料、手术通知单三者信息完全一致；工作严谨细致、慎独，严格遵守各项工作流程和操作规范，确保手术安全。

（3）术后护理：一般术后1～3天随访手术病人，主要是沟通手术信息、交代早期康复护理要点、解答病人疑问，以及征询工作意见或建议等，确保手术顺利康复和护理质量的提高。

3. 术前护理包含哪些内容？

术前护理包括术前访视、物品准备、仪器设备检查、手术间准备、人员配备。

4. 术前访视流程有哪些？

（1）术前访视宜选择在术前1日下午进行，由巡回护士到病房通过阅读病历，了解患者相关信息，如患者的姓名、年龄、病历号、术前诊断、麻醉方式、手术名称、既往史、家族史、药物过敏史、实验室检查结果。

（2）探访患者，首先自我介绍，问候患者，说明访视目的，向患者说明从进入手术室到离开手术室的大致过程，其中包括入室时间、移送情况、麻醉诱导、手术体位和可能出现的不适等情况。

（3）根据手术安排时间，告知患者术前禁食、禁饮时间及目的。

（4）告知患者手术日更换好病号服，避免携带与手术不相关的物品（如首饰、现金、手机等）进入手术室。

(5) 评估患者的身体情况：如生命体征、皮肤情况、静脉情况、活动情况、意识情况及交流能力。

(6) 评估患者心理状况：尽量多用鼓励性、安慰性语言，减轻患者的恐惧心理。

5. 手术当日患者入室前的护理内容有哪些？

(1) 根据手术拟定的时间，手术室护士会到病区接患者。

(2) 手术室护士与病房护士会共同向患者核对基本信息，包括患者的床号、姓名、年龄、性别、诊断、住院号、血型、麻醉方式、手术名称及手术部位标识（左、右）、术中携带物品。

(3) 检查患者相关事宜，如手术名称、理化检查报告、术前用药、药物过敏试验结果。

(4) 平车加床档推车至手术室门口。

(5) 在手术室门口再次核对检查患者的相关信息，无误后安全移至患者到对应手术床上。

6. 手术间的基本设施有哪些？

手术间内部设施、温控、湿控要求应当符合环境卫生学管理和医院感染控制的基本要求。其最低配置见表2-1，条件允许的可设保冷柜、保温柜等。

7. 洁净手术室的分级及用途是什么？

根据手术室净化级别的不同，其用途各有不同（表2-2）。

表2-1 手术间最低配置

名称	规格	最低配置数量（间）
无影灯	套	1
手术台	台	1
计时器	只	1
医用气源装置	套	2
麻醉气体排放装置	套	1
免提对讲电话	部	1
观片灯嵌入片	联	3联、4联或6联
药品柜嵌入式	个	1
器械柜嵌入式	个	1
麻醉柜嵌入式	个	1
输液导轨或吊钩1×4	套	1
记录板	块	1
清洗消毒灭菌装置	套	1（每2间）

表2-2 洁净手术室分级

等级	手术室名称	手术切口类别	适用手术种类	辅助用房
I	特别洁净手术室（100级）	I	关节置换、器官移植、脑外科、心脏外科和眼科等手术中的无菌手术	特殊实验室
II	标准洁净手术室（1000级）	I	胸外科、整形外科、泌尿外科、肝胆胰外科、骨外科和普通外科中的I类切口无菌手术	体外循环灌注准备室
III	一般洁净手术室（10 000级）	II	普通外科（除I类切口手术）、妇产科、耳鼻喉科等手术	刷手间、消毒准备室、麻醉预备室、洁净走廊、无菌物品、精密仪器存放室
IV	准洁净手术室（100 000级）	III	肛肠外科及污染类手术	麻醉苏醒室、更衣室、清洁走廊

8. 什么是自净时间?

在规定的换气次数条件下,洁净手术室从污染后(如停机后或一台手术后)的低洁净度级别,恢复到固有静态高洁净度级别(如开机后或另一台手术开始前要求的级别)的时间(分钟)。由于连台手术之间要求对手术间进行清洁消毒处理,因此自净时间的长短直接关系到接台手术的开始。按照国标要求,100级间≤15分钟、1000级间≤25分钟、10 000级间≤30分钟、100 000级间≤40分钟。

9. 手术前的安全核查内容有哪些?

(1)麻醉开始前手术医师、麻醉师及巡回护士共同查对患者身份(姓名、性别、年龄、病案号)、手术方式、知情同意情况、手术部位与标识、麻醉安全检查、皮肤是否完整、术野皮肤准备、静脉通道建立情况、患者过敏史、抗菌药物皮试结果、术前备血情况、假体、体内置入物、影像学资料等内容。

(2)手术开始前:Time-out即术前暂停期,三方共同核查患者身份(姓名、性别、年龄)、手术方式、手术部位与标识,并确认风险预警等内容。手术物品准备情况的核查由手术室护士执行并向手术医师和麻醉医师报告。这是保证"正确患者、正确手术部位、正确的手术"的最后关键。

(3)患者离开手术室前:三方共同核查患者身份(姓名、性别、年龄)、实际手术方式,术中用药、输血的核查,清点手术用物正确,确认手术标本,检查皮肤完整性、动静脉通路、各种管路,确认患者去向等内容。

(4)三方确认后分别在《手术安全核查表》上签名。

10. 临床上麻醉分几类？

当今麻醉主要分为两大类即全身麻醉和局部麻醉。全身麻醉是指麻醉药经呼吸道吸入或经静脉、肌内注射进入人体内，产生中枢神经系统抑制，临床表现为意识丧失、全身的痛觉缺失和肌肉松弛；局部麻醉也称部位麻醉，是指应用药物暂时阻断身体某一区域的感觉神经传导，病人神志清醒，运动神经保持完好或同时有程度不等的被阻滞状态，这种阻滞完全可逆，不产生组织损害。

全身麻醉：可分为吸入全身麻醉、静脉全身麻醉、复合全身麻醉、基础麻醉四种。

局部麻醉：可分为表面麻醉、局部浸润麻醉、区域阻滞麻醉、静脉局部麻醉、椎管内麻醉五种，其中椎管内麻醉又分为蛛网膜下腔阻滞麻醉（腰麻）、硬脊膜外腔阻滞麻醉（硬膜外麻醉）和骶管阻滞麻醉。

11. 麻醉前用药的目的是什么？

（1）消除病人紧张、焦虑的心情，减少恐惧，使病人在麻醉前能够情绪安定、充分合作，产生必要的遗忘。

（2）减少某些麻醉药的副作用，如呼吸道分泌物增加、局麻药的毒性作用等。

（3）调整自主神经功能，消除或减弱一些不利的神经反射活动，特别是迷走神经反射；缓解术前疼痛。

12. 手术中麻醉体位及如何配合？

根据患者情况及手术部位选择麻醉方式，如为椎管内麻醉应协助患者取侧卧位（患肢在下），侧身侧卧，两手抱膝，大腿贴近腹壁，头尽量向胸部屈曲，腰背部向后弓成弧形，背部与床面垂直，并平手术台边沿。注意保护病人防止坠床。如为全麻患者，术前应准备好中心吸引器和抢救药品。麻醉过程中密切观察患者的生命体征变化。出现麻醉意外情况时，协助麻醉师准备抢救物品及配合抢救。注意静脉通路通畅及为病人保暖及隐私保护。

13. 硬膜外麻醉并发空气栓塞时怎样处理？

在硬膜外穿刺时利用注气试验判断穿刺针是否进入硬膜外间隙，是一种常用的鉴别手段。注气量如仅为2ml左右，则不引起明显的症状，若注气速度达2ml/（kg·min）或进入气量超过10ml，则有致死可能。

（1）一旦诊断为静脉气栓，应立即置病人于头低左侧卧位，不仅可防止气栓上行入脑，还可使气栓停留在右心房而被心搏击碎，避免形成气团栓塞。

（2）如为房缺或室缺病人，应置病人于左侧半卧位，使左、右冠脉开口处于最低位，以防冠脉气栓。

（3）对心脏停搏者，如胸外心脏按压2～3分钟无效，应立即行剖胸按压并做心室穿刺抽气。

14. 脊髓麻醉中发生恶心、呕吐的原因是什么?

脊髓麻醉对胃肠道的影响系交感神经节前纤维被阻滞的结果,迷走神经的影响占支配地位。脊麻开始起效时,很多病人感到肠痉挛性疼痛,产生恶心、呕吐,其主要原因有:①胃肠蠕动增强;②由于幽门括约肌松弛,胆汁反流入胃;③或由于手术牵拉内脏,尤其是肠系膜或胆囊胆管系统;④继发于低血压;⑤由于缺氧或中枢神经系统缺血,兴奋了呕吐中枢。

15. 椎管内麻醉并发高平面阻滞时的临床表现及处理原则有哪些?

临床表现:病人会出现严重低血压,心动过速,甚至呼吸抑制。

处理原则:快速补液,准备好升压药,配合麻醉师行辅助呼吸或控制呼吸。

16. 全脊髓麻醉的临床表现及处理原则有哪些?

发生全脊髓麻醉可能是由于穿刺针或硬膜外导管误入蛛网膜下腔而未能及时发现,导致硬膜外麻醉所用麻醉药大部分或全部误注入蛛网膜下腔,使全部脊神经被阻滞的现象。

临床表现:病人可在注药后几分钟内发生呼吸困难、血压下降、意识模糊或消失,继而呼吸停止。

处理原则:维持病人循环、呼吸功能。一旦发生全脊髓麻醉,立即给面罩加压给氧,并紧急进行气管内插管进行人工呼吸；加速输液，并滴注血管活性药物以维持循环稳定；如心跳停止应同时行心脏按压等复苏措施。

17. 气囊尿管的插管要点与留置要求有哪些？

导尿是在无菌条件下将导尿管自尿道插入膀胱而引出尿液的方法。术前留置尿管的目的是充分引流尿液；计算尿量，评估和了解麻醉用药、血液灌注；术中排空尿液或充盈膀胱，避免器官误伤（如盆腔手术）或是便于切开防止引流管等。其插管要点为：

（1）充分评估病人，选择大小合适的气囊尿管。特别是患有前列腺肥大的老年病人，由于其尿道黏膜弹性差，比较薄脆，稍有不慎就容易引起尿道黏膜破裂，此时选择型号较小、较坚韧的尿管为佳。

（2）充分润滑，避免反复插拔。男性病人由于生理特点为尿道长、有三个狭窄和两个弯曲，导尿时困难更大，病人的痛苦更明显，如果尿管刺激引起尿道痉挛完全可能造成插管困难甚至失败。可用利多卡因凝胶由尿道口注入以松弛尿道肌肉，可减轻疼痛及疼痛引起的尿道括约肌痉挛，较少阻力，减轻对尿道黏膜的刺激，避免损伤黏膜而导致出血，从而减轻病人痛苦，有利于插管成功。

（3）插入足够深度，确保气囊在膀胱内。见尿后再插入2~3cm。建议成年男性宜插至气囊分叉口处，避免在注水固定时尿管滑出导致气囊在后尿道，一旦固定可造成后尿道损伤。

（4）妥善固定，保持通畅。最好从腿下穿过，勿压和打折。

注意事项：

（1）严格无菌操作，尿管误插入阴道或脱出时，要更换另一根无菌尿管重插。

（2）插入及拔出尿管时动作要轻柔，以免损伤尿道黏膜。

（3）润滑尿管最好选用利多卡因胶浆，不选用石蜡油，以避免与橡胶发生反应而对尿道造成刺激。

（4）尿管要插入足够深，以免球囊膨胀损伤后尿道。

（5）保持低位引流，调整体位防止反流。

（6）密切观察引流尿液的量及颜色。

18. 如何确保手术体位摆放时患者的舒适？

摆放手术体位时应力争做到：

（1）病人肢体处于生理功能位置。

（2）保持呼吸道通畅，呼吸运动不受影响。

（3）骨隆起处衬软垫或防压疮气垫。

（4）保持床单平整、干燥。

（5）上臂外展不得超过90°，双腿宽度不得超过生理跨度45°，以防神经、肌肉损伤或骨折。

（6）摆放体位时，动作应轻柔，避免托、拉、拽等动作。

19. 确保手术体位安全舒适的具体措施有哪些？

手术体位摆放的总体要求是使病人安全、舒适。

（1）建立各种手术体位摆放的操作流程及评价标准，确保体位摆放程序化、标准化。

（2）正确使用压疮风险评估表，根据病人病情、年龄、营养状况、手术时间、术中可能出现的各种风险情况等，对受压部位的皮肤进行评估并采取相应的保护措施。

（3）摆放体位时使用合适的手术床配件及足够的抗压软垫。

（4）护士必须接受过体位摆放的相关训练，截石位、侧卧位、俯卧位、牵引位等特殊手术体位的病人恢复平卧位时，应有2人以上协助，确保病人安全，减低意外损伤的可能。

20. 手术过程中怎样消毒铺单及患者会有何不适？

（1）手术医师会用皮肤消毒液消毒手术区域，然后用中单1/2折叠后铺于臀下及将会阴覆盖，将术肢下方的健肢完全遮盖。

（2）于髂前上棘上方、对侧及近侧铺三块小消毒巾，小消毒巾兜住会阴，并用布巾钳钳夹固定。

（3）手术切口以下肢体用四层消毒巾包裹后用无菌绷带包扎固定。

（4）用中单覆盖躯体及头架。

（5）最后铺孔巾，术侧肢体从孔中穿出。

患者会在消毒时感觉稍凉，护士应提高室内温度，保证消毒范围的情况下加盖未消毒区域皮肤。

21. 手术过程对患者有哪些影响？

人工关节置换术是重建关节功能的一种手术，其目的是为了减轻患者疼痛，重建一个活动而稳定的关节。在下肢还可保存或平衡肢体长度。

根据病情选择做全髋关节置换术的患者，是将原坏死的股骨头取出，经过打磨髋臼及股骨后安装合适的假体，所以手术过程中会听到电刀、摆锯、电钻的声音，嘱患者不要过于紧张，如果过于紧张可以与麻醉师沟通使用镇静药，保证患者顺利地完成手术。

22. 高频电刀对组织切割的原理是什么？

外科手术中，电流在电刀头部形成高温，与机体接触时对组织加热，使组织快速脱水、分解、蒸发，实现分解组织和凝血作用，达到切割、止血的作用。

23. 高频电刀灼伤的常见类型和原因有哪些？

高频电刀灼伤是由于高频电流被集中、产生密集热而引起，造成灼伤的原因包括高频电刀的输出功率，电极板的质量、粘贴位置、使用方法及手术时间等。

负极板部位的灼伤：选择粘贴部位不恰当导致接触面积不够、不紧密、导电胶溢出、病人身体与手术床或接地金属接触、电刀输出功率太大、揭取速度过快或方法不正确等。

心电图电极下的灼伤：ECG电极太靠近手术区域，电极板接触面积不够大。

金属移植物处的灼伤：移植物在活动电极和回收电极之间的电流通路上。

干扰心脏起搏器：起搏器位于高频电流通道上。

其他：术野皮肤贴膜下残留乙醇液、电刀手笔放在病人身上被无意触发等。

24. 使用高频电刀时患者身体不能接触金属部件的原因是什么？

最常用的电外科输出模式是单极电外科。在单极电外科中，主机发出工作电流经活动电极（刀笔）再流经人体组织，最后通过病人回路电极板收集回到主机。

高频电流循阻抗最低的通道散溢离开人体，由于金属的阻抗值低，如果病人与金属床、金属输液架等接触可形成接地的异常回路。在这些接触点的位置，由于电流密度高可引起异位烧伤；也可由于一些连接于病人身体的监测电极、负极板、引起回路电极板部位的烧伤。因此，手术中护士要注意检查，正确使用，确保闭合回路途径。

25. 电刀负极板的粘贴要求有哪些？

尽量靠近手术区域，减少电流环路；放置在肌肉血管丰富平坦处（如臀部、大腿、小腿），不宜放置在骨突出、瘢痕、皮肤褶皱、脂肪多及承受重量或液体可能积聚的部位（因脂肪、瘢痕、骨性突出电阻高而易传导电流）；负极板与皮肤之间勿滞留空气，避免帐篷现象；防止负极板自身卷起；若为长方形回路电极板，其长边与病人的接触部位呈垂直型粘贴（即长边接近高频电流方向），加大接触面积以减少高频电流聚集于靠近手术切口的负极板边缘（尤其是角部）；安装体内起搏器者，回路负极板应远离心电监护的电极，尽量使回路电流绕开它，ECG电极离手术部位>15cm，必要时请心内科医生会诊；若体内有金属置入物，围绕金属置入物周围的瘢痕具有较高的阻抗值，负极板应尽量避开电流回路。

26. 电刀负极板的使用要求有哪些？

选择正确的粘贴部位，避免病人身体与金属接触。

接触面积够大：病人与回路电极板界面的阻抗值与它们之间

的有效接触面积密切相关，接触面积不少于64.5cm²，并保持平整。重新调节高频电流强度、移动病人体位时，应重新检查负极板的接触情况。

正确的揭除方法：应固定皮肤，提起一角水平、缓慢、整片揭除，不宜将负极板与皮肤垂直揭除、速度过快或牵拉夹头。揭除后注意观察负极板下皮肤情况。

所有软式负极板都要求一次性使用，不可重复使用。若为带导线的胶垫负极板，环绕导线时应避免成角，防止电线折断，使用前可用酒精纱球擦拭胶面，保持干净。若需重复使用时，应将去除的负极板粘贴面覆盖一层胶纸，保持粘贴面干净及黏性，不可将粘贴面对折，以免损坏黏胶。

使用绝缘、清洁和干燥的手术台，隔绝病人自体皮肤与皮肤接触区。

27. 氩气电刀的原理及特点是什么？

氩气刀是一种高频能量的电刀系统，由氩气束凝血器、单双极高频电刀、电极检测系统三部分组成。其原理是：利用纯氩气作为高频传导媒介，在12 000V高压、620kHz高频作用钨钢针电极产生分布均匀、密度达100线以上的电弧，距离组织1.5cm快速凝血。产生的焦痂厚度有0.2～2mm，在大血管壁电凝不至于损伤血管，且对高抗组织（骨、韧带）也有良好的止血效果，广泛应用于外科手术中。氩气是一种惰性气体，不燃烧；氩气弧为常温，对不导电的物品（纱布、乳胶手套）不产生作用，较为安全。

28. 术中输血的注意事项有哪些？

（1）血液自输血科取出后，运输过程中勿剧烈振荡，以免红细胞破坏引起溶血。

（2）取回的血液应在30分钟内输用，一袋血应在4小时内输完（1单位红细胞为170ml）。

（3）输血前应由麻醉师与护士共同核对、检查无误后方可输入并签字确定。

（4）输血通道应为独立通道，输血前后用0.9%氯化钠冲洗输血管道，输入两袋以上的血液时应以0.9%氯化钠冲管，血液内不得加入其他药物，防止血液凝集。

（5）输血应遵循先慢后快的原则，输血开始前15分钟每分钟约20滴，并严密观察病情变化，若无不良反应，再根据要求调整速度。

（6）输血结束后，血袋应在低温下保留24小时，交叉配血报告单粘贴在病历中。

（7）在输血过程中，应严密观察病人病情变化，如出现异常要及时处理。

（8）将输血情况记录在护理记录单上。

29. 血液回收的定义是什么？

血液回收是指用血液回收装置，将患者体腔积血、手术中失血及术后引流血液进行回收、抗凝、滤过、洗涤等处理，然后回输给患者。血液回收必须采用合格的设备，回收处理的血必须达到一定的质量标准。

30. 血液回收机的工作原理是什么？

血液回收机通过负压吸收装置，将创伤出血或术中出血收集到储血器，在吸引过程中与适量抗凝剂混合，经多层过滤后再利用高速离心的血液回收罐把细胞分离出来,把废液、破碎细胞及有害成分分流到废液袋中,用生理盐水对血细胞进行清洗、净化和浓缩,最后再把纯净、浓缩的血细胞保存在血液袋中,回输给病人。

31. 自体输血有哪些优点?

(1) 节约了血源,缓解血源紧张的问题。

(2) 减轻了病人经济负担,手术中采用自体血回输,既输血及时,又保证了血液的新鲜。

(3) 避免输血不良反应的发生。输血有风险,最严重的是经输血感染乙型肝炎、丙型肝炎、梅毒、艾滋病等,只有输自体血才安全。

(4) 解决特殊血型(如Rh阴性)的供血问题。

(5) 对大出血患者能快速回收,无量的限制。

32. 手术中应遵循的无菌原则是什么?

(1) 穿戴好无菌衣、手套的手术人员的无菌区域为:肩以下、腰以上的前胸、双手、前臂、侧胸。手术人员的背部、腰以下、肩以上和手术台桌缘边以下应视为有菌地带,均不能接触。

(2) 传递器械应从手术人员的胸前传递,不可从手术人员身后或头部传递。

(3) 手术中手套破损或接触有菌地方,应更换无菌手套。

(4) 手术人员如需调整位置应先退后一步,然后转身背对背地转到另外一位置,如需调换到对侧,则需自器械台侧走向对侧位置。

(5) 不可面向无菌区大声谈笑、咳嗽、打喷嚏,不能控制时应扭转头位。

（6）使用无菌包前应检查并确认包外、包内化学指示物灭菌合格、器械干燥后方可使用，并将包外标识留存或记于手术护理记录单上。

（7）布类覆盖物一经潮湿即可有细菌通过，必须另加无菌巾覆盖。如衣袖被汗水浸湿或污染时，应另加无菌袖套。

（8）术中已被污染的器械，在完成有关部分的操作后，须另放于弯盘内，不得再用于无菌区，手套须用无菌盐水洗干净或更换。

（9）手术需要暂停（如等待病理快速切片报告）时，切口应用无菌巾覆盖。术中需行X线检查或造影时，球管须用无菌巾包裹，并应确保无菌区不被污染。

33. 灭菌物品质量检测的方法是什么？

对灭菌物品质量监测的方法有物理监测法、化学监测法和生物监测法三种。

（1）物理监测法：连续监测并记录每次灭菌时的温度、压力和时间等灭菌参数。温度波动范围在3℃以内，时间满足最低灭菌时间要求，同时应记录所有临界点的时间、温度与压力值，结果应符合灭菌要求。

（2）化学监测法：包外指示胶带、包内化学指示物；采用快速压力蒸汽灭菌程序灭菌时，直接将一片包内化学指示物置于待灭菌物品旁边进行化学监测。

（3）生物监测法：1次/周，置入型器械1次/锅；置入型器材紧急灭菌时，可在生物PCD中加用5类化学指示物，5类化学指示物合格作为提前放行标志。

①小型压力蒸汽灭菌器：选择灭菌器常用的、有代表性的灭

菌包制作生物测试包或生物PCD，置于灭菌器最难灭菌的部位，且灭菌器应处于满载状态。生物测试包或生物PCD应侧放，体积大时可平放。

②快速压力蒸汽灭菌程序灭菌：直接将一支生物指示物置于空载的灭菌器内，经一个灭菌周期后取出，在规定条件下培养，观察结果。

34. 手术置入物及其器械的安全管理有哪些？

手术置入物及其器械的安全管理必须遵循国家相关的法律法规，具体措施如下：

（1）建立外来器械及手术置入物的管理制度，所有置入物必须是经国家批准的人工假体，同时必须具备合法验证。

（2）由厂商提供骨科置入物专用手术器械，必须在手术前1天送到消毒供应中心或手术室，必须经过清洗、包装、灭菌等程序进行处理。

（3）置入物的每一个灭菌循环，应在生物监测结果出来后，且为阴性时方可使用。

（4）灭菌置入型器械应每批次进行生物监测。生物监测合格后，方可放行。

（5）紧急情况下灭菌使用置入型器械时，可在生物PCD中加用5类化学指示物。5类化学指示物合格可作为提前放行的标志。

35. 手术室预防手术部位感染的管理措施有哪些？

（1）凡进入手术室人员，必须更换手术室所备衣、裤、鞋、帽、口罩等。戴帽须遮住头发，口鼻不外露；不能化妆和涂指甲油；外出送病人应穿外出衣、外出鞋；工作结束后应将用过的衣、裤、鞋、帽、口罩、手套等放到指定地点；如厕前后必须更换隔离鞋；患上呼吸道感染及面颈、手部感染者，不可进入手术室。

（2）严格控制手术室门户，非手术人员不许入内。手术室严格限制参观人数。一般情况下每工作日参观总人数≤10人次，其中每个手术间≤3人次。参观者应服从管理，不得在手术间内来回走动或乱窜手术间，不得离手术台过近（应>30cm）或站得太高，以免影响无菌操作及进行手术。

（3）手术须在指定的手术间实施。接台手术应先行无菌手术，再行感染手术，严禁在同一手术间实施无菌和感染两种手术。若为特殊感染手术，应提前做好相应准备。

（4）严格执行无菌技术操作，严格手术物品无菌管理；操作精细，彻底清创，严密止血，不留死腔，尽量减少坏死组织和切口中异物残留；术中若有可能污染（如残端处理）时，应保护切口及手术区，污染器械不得再用；手术历时>6小时，手术切口周围应加盖无菌巾等。

（5）落实手术分级和手术资格限定制度，加强专业技能培训，尽量减少创伤、缩短手术时间。

（6）防止术中低体温。术前1小时将室温调至26~28℃，术中使用安全有效的保温护具（如充气加温、变温毯、变温水床等）；输注液体应加温至37~38℃；体腔冲洗液加温至37~38℃后方可供应手术台上使用。

（7）预防性用药应在皮肤切开前2小时内使用。

（8）严格执行洁污分流，严格落实消毒隔离措施，保持环境清洁。

36. 手术结束后如何送患者回病房？

（1）回病房的患者：麻醉清醒、生命体征平稳的患者应由麻醉师、手术医生及巡回护士一起护送回病房，运送过程中注意给患者保暖，保持各种管道的通畅，保持术侧肢体固定位置，携带好患者的病历、X线片及有关资料，与病房护士进行交接，并记录。

（2）术后带管回ICU患者：首先通知ICU护士准备好呼吸机及抢救药品，准备好氧气袋和手动呼吸囊，必要的抢救药品，手术医生、麻醉师及巡回护士一起送至ICU，将患者的病历、相关资料与ICU护士进行交接。

37. 术后回访内容有哪些？

（1）手术后1~3天回访患者，由器械护士或巡回护士回访均可。

（2）回访期间，应避免影响患者休息。

（3）回访时询问患者恢复情况，特别是切口有无感染，观察受压部位皮肤、感觉，有无神经功能障碍和损伤，观察静脉穿刺部位皮肤，观察负极板粘贴部位皮肤，有无红肿、灼伤等。

（4）解释患者提出的护理问题，重点是术后镇痛对肠蠕动的影响，留置管路的刺激，置入假体的注意事项等，避免术后并发症的发生。

（5）征求反馈意见和建议，有助于评估术中护理。

参 考 文 献

[1] 赵德伟，纪代红.临床护理实训指导[M].北京：人民军医出版社，2015.

[2] 魏革，马育璇.手术室护理必备[M].北京：北京大学医学出版社，2011.

(三) 术后护理

1. 术后为什么会发热，如何处理？

术后发热是指术后24小时至10天内有两次体温≥38℃或手术次日至5天内每天体温平均值2次≥38℃。发热是术后常见症状之一，是一种身体的自我保护行为，可以采用一定量的药物治疗，并且辅助物理降温。处理措施如下：

（1）降低体温：可选用物理降温或药物降温。物理降温有局部和全身冷疗两种方法。体温超过39.5℃，选用全身冷疗，可采用温水拭浴、乙醇拭浴方式，达到降温目的。药物降温是通过降低体温调节中枢的兴奋性及血管扩张、出汗等方式促进散热而达到降温目的。应用药物降温时应注意药物的剂量，尤其对年老体弱及心血管疾病者应防止出现虚脱或休克现象。实施降温措施30分钟后应复测体温，并做好记录和交班。

（2）加强病情观察

①观察生命体征，定时测量体温，高热时应每天测量4次体温，待体温恢复正常3天后，改为每日1次。注意发热类型、程度及经过，及时观察呼吸、脉搏和血压的变化。

②观察是否出现寒战，淋巴结肿大，出血，肝、脾、结膜充血，单纯疱疹，关节肿痛及意识障碍等伴随症状。

③观察发热的原因及诱因是否消除，发热的诱因可有手术后的吸收热、切口感染等。

④观察治疗效果，比较治疗前后全身症状及实验室检查结果。

（3）补充营养与水分

①给予高热量、高蛋白、高维生素、易消化的流质或半流质食物如小米粥、鸡蛋羹等。注意食物的色、香、味，鼓励少量多

餐，以补充高热的消耗，提高机体的抵抗力。

②鼓励患者多饮水，以每日3000ml为宜，以补充高热消耗的大量水分，并促进毒素和代谢产物的排出。

(4) 促进患者舒适

①休息：可减少能量的消耗，有利于机体康复。高热者需卧床休息，低热者可酌情减少活动，适当休息。为患者提供室温适宜、环境安全、空气流通等合适的休息环境。

②口腔护理：发热时由于唾液分泌减少，口腔黏膜干燥，且抵抗力下降，有利于病原体生长、繁殖，易出现口腔感染。应在晨起、餐后、睡前协助患者漱口，保持口腔清洁。

③皮肤护理：退热期，往往大量出汗，应及时擦干汗液，更换衣服和床单，防止受凉，保持皮肤的清洁、干燥。对长期持续高热者，应协助其改变体位，防止压疮、肺炎等并发症出现。

(5) 心理护理

①体温上升期：患者突然发冷、发抖、面色苍白，此时患者会产生紧张、不安、害怕等心理反应。应陪伴患者，耐心解答各种问题，尽量满足患者的需要，给予精神安慰。

②高热持续期：应注意尽量解除高热带给患者的身心不适，尽量满足患者的合理要求。

③退热期：满足患者舒适的心理，注意清洁卫生，及时补充营养。

2. 术后应保持什么样的体位?如何防止髋关节脱位?如何正确搬运患者?

术后患者必须仰卧位，患肢呈外展位（图2-15）、中立位（图2-16），穿矫正鞋，并保持持续皮牵引固定。搬动患者时，必须将髋关节及患肢整个托起（图2-17）。要避免采取髋关节容易脱位的体位，如髋关节屈曲、内翻、外旋位等。

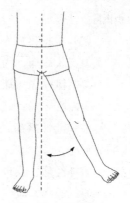

图2-15 外展位

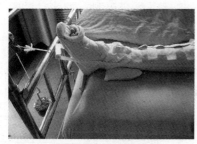

图2-16 中立位

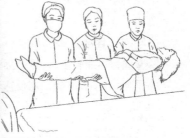

图2-17 三人搬运术后患者

3. 疼痛的分类有哪些?各有什么样的症状?

疼痛的分类有很多种，临床上常用的是以下三种分类方法：

（1）根据疼痛持续时间

①急性疼痛（生理性疼痛），为伤害感受性疼痛，与骨折、关节脱位、软组织损伤、炎症或疾病过程有关，是一种持续时间相对较短的疼痛，为组织损伤的标志。

②慢性疼痛（病理性疼痛），为组织损伤痊愈后依然存在或持续时间超过3~6个月的疼痛，包括炎性疼痛、神经病理性疼痛

和混合性疼痛。

（2）根据疼痛发生的部位

①皮肤疼痛，为烧灼感或刺痛感。

②躯体疼痛，痛感较迟钝。

③内脏疼痛，定位不清，而且疼痛的传导较慢。

④牵涉性疼痛，内脏损伤导致在身体某一特定体表部位出现明显痛感。

⑤神经痛，表现为剧烈烧灼感或酸痛。

⑥幻肢痛，某些患者在病变部位已经除去后仍感到疼痛。

（3）根据疼痛程度

①微痛，似痛非痛，常与其他感受复合出现，如痒、酸、麻、沉重、不适感等。

②轻痛，疼痛局限、轻微。

③甚痛，疼痛较重，出现疼痛反应，如心跳加快、血压升高等。

④剧痛，疼痛较重，痛反应强烈。

4. 疼痛评估的目的是什么？

疼痛评估是指疼痛治疗前及过程中利用一定方法测定和评价患者的疼痛强度和性质。疼痛评估在股骨头缺血性坏死患者疼痛管理中占有非常重要的作用，疼痛评估主要有以下目的：

（1）判断与分析疼痛的特征，以便选用最恰当的处理和治疗措施。

（2）监测疼痛的程度，避免偏差。

（3）判断疗效的定量指标。

（4）明确治疗中痛觉改变的特点。

5. 疼痛评估的时机及评估方法有哪些？

（1）评估时机：患者入院时开始使用疼痛护理单，入院8小时内完成首次评估、发生疼痛时随时评估及疼痛治疗干预后评估。疼痛过程中至少每30分钟评估一次，如果疼痛评分>3分，或者患者接受疼痛治疗，则至少2~4小时评估一次疼痛，如疼痛评分连续2次>5分，应通知医师处理，直至疼痛评估为3分。

（2）评估方法：常用的疼痛评估方法有数字评分法、文字描述评分法、视觉模拟评分法、Prince-Henry评分法和面部表情测量法。

①数字评分法（NRS）（图2-18）：对具有良好沟通和理解能力的患者，让其在一根首尾各标记为"不痛"和"最痛"的从0标记至10的10cm直线上，指出自己疼痛程度所对应的相应刻度，就是患者的疼痛程度。

②文字描述评分量表（VRS）：用文字语言描述疼痛程度，让患者进行选择，词语相应的数字就是患者的疼痛程度。此方法醒目、便于理解，更容易被患者理解和使用，但对不识字的患者难以使用。VRS提供了连续的刻度以反映疼痛程度，可以得到更加精确的数据用于统计分析，在临床科研中常用。

③视觉模拟评分法（长海痛尺）：是用文字描述评分量表（VRS）对数字疼痛量表（NRS）（图2-19）的刻度进行解释界

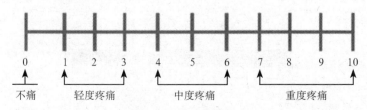

图2-18　数字评分法

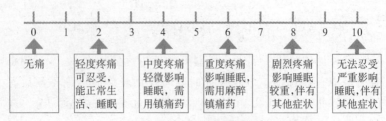

图2-19 数字疼痛量表

定,既有比较精确的0~10刻度评分,又有文字的描述,便于患者理解,同时护士对患者进行宣教也相对比较容易,可以满足临床一线的需要,评估时让患者选择最能代表其疼痛程度的数字或词语;但对于某些特殊的患者,如儿童、不能进行语言交流的患者,需要辅助一些其他的评估方式。

④Prince-Henry评分法:主要适用于胸腹部大手术后或气管切开插管不能说话的患者。需要在术前训练患者用手势来表达疼痛程度。可分为5个等级,0~4分,其评分方法如下:0分:咳嗽时无疼痛。1分:咳嗽时才有疼痛发生。2分:安静时无疼痛,但深呼吸时有疼痛发生。3分:静息状态时即有疼痛,但较轻微,可忍受。4分:静息状态时即有剧烈疼痛,并难以忍受。

⑤面部表情测量表(图2-20):适用于急性疼痛、老人、儿童、文化程度较低、表达能力丧失及认知能力障碍者。6种面部表情从微笑、悲伤至痛苦至哭泣的图画来表达疼痛程度,疼痛评估时通过观察患者的表情,让患者选择一张最能表达现时疼痛的脸谱。

图2-20 面部表情测量表

6. 创伤性疼痛有何特点？如何评估？

创伤性疼痛由创伤刺激引起，并因刺激的种类、强度及创伤范围和程度不同而异，其特点是受伤部位疼痛明显，局部及邻近部位活动时疼痛加重，制动后减轻。受伤初期疼痛剧烈，随着致伤因素的解除，伤情向痊愈方向转归，疼痛逐渐缓解，一般创伤后2~3天疼痛可缓解，5~7天后患肢即可适应。创伤性疼痛的护理如下：

（1）准确评估疼痛程度：应仔细观察病情，严密观察生命体征，准确评估疼痛程度，观察患者的表情、情绪、面色、姿势体位、肌肉紧张度、出汗、心率、血压、呼吸频率及节律。

（2）及时解除疼痛，妥善保护患部，患肢制动，避免伤口污染和防止再损伤。及时彻底清创，修复组织，封闭伤口，对骨折脱位复位固定等，早期患肢给予冰袋冷敷，使毛细血管收缩，减轻局部充血和出血，同时，低温可抑制细胞的活动使神经末梢的敏感性降低而减轻疼痛。病情稳定后或恢复期功能锻炼时为防止疼痛可采用热敷等，因温热刺激能降低痛觉神经的兴奋性，改善血液循环，减轻炎性水肿，解除神经末梢的压力，使肌肉和韧带等组织松弛，从而缓解疼痛。

（3）放松技术的应用：病情许可时，指导并教会患者运用放松技术，如想象、自我催眠、听音乐及看报纸、杂志等，以分散注意力，从而减轻疼痛。

（4）心理护理：保持病区环境安静整洁，了解患者生活习惯及心理状态，有的放矢地进行交谈，使患者压抑的情感得以释放，提高痛阈值，减轻疼痛。

（5）观察镇痛药物疗效：严密观察镇痛药物疗效及不良反应，如口服镇痛药物后要观察有无胃肠道反应，吗啡类药物使用过程中应重点观察有无呼吸困难,详细记录用药时间和剂量,防止成瘾。

7. 术后疼痛如何处理?

手术切口疼痛在麻醉作用消失后即可出现,逐渐加剧,术日当晚疼痛最为剧烈。

观察疼痛出现的时间、疼痛性质及程度。在手术后24~48小时内切口疼痛时,可予以镇痛药,使患者得到安静休息,达到较舒适的状态。

转移患者注意力,进行心理疏导,指导患者做一些放松动作,如腹式呼吸,可使紧张的骨骼肌或张力性切口松弛下来,阻断疼痛反应而减轻疲劳和体力消耗。

8. 什么是患者自控镇痛泵?如何护理?

患者自控镇痛泵(patient controlled analgesia,PCA)是一种医疗器械,医师根据患者疼痛情况设定镇痛处方,一次性充满药液后,可提供持续、稳定的输注速度或通过机械、电子程序进行调节输注速度,患者可自行决定给药时机和剂量,能有效维持患者血药浓度,提供较满意的镇痛效果。可分为静脉自控镇痛(patient controlled intravenous analgesia,PCIA)、硬膜外自控镇痛(patient-controlled epidural analgesia,PCEA)、皮下自控镇痛(patient control subcutaneous analgesia,PCSA)和患者自控区域镇痛泵(patient controlled nerve analgesia,PCNA)。

(1)术前护理:向患者介绍术后镇痛的重要性及PCA泵的原理及安全性,使其消除紧张心理,积极配合。

(2) 术后护理

①妥善固定PCA泵。导管穿刺部位应用贴膜固定，其余部分用胶布固定后从颈下引出，防止脱落，协助患者翻身时防止导管脱落或打折，并观察置管处有无红肿及分泌物。将PCA泵手柄放在患者触手可及的地方，说明使用方法及注意事项。PCA需使用单独的静脉通路。

②正确评估患者的疼痛。疼痛时会出现血压升高或降低，心率加快，呼吸急促、手掌出汗、出现皱眉、呻吟等反应。疼痛时应通知医师调整PCA泵镇痛药的剂量，不可随意肌注镇痛药物，以免药物过量导致并发症的发生。

③观察患者的呼吸。PCA泵常用镇痛药物对呼吸有明显抑制作用，护士应密切观察患者呼吸变化，发现异常及时通知医师。

④观察患者血压、脉搏。麻醉镇痛药可抑制交感神经兴奋引起的去甲肾上腺素释放，使血浆中的浓度下降，机体的痛阈提高，同时使脉率减慢，血压降低。镇痛期间常规每1~2小时测血压脉搏1次，48~72小时后可适当延长监测时间。

⑤并发症的护理。PCA泵使用的芬太尼、吗啡等阿片类药物均可抑制肠蠕动，应协助患者多翻身，鼓励患者在病情允许情况下早期下床活动，进食新鲜蔬菜、水果及高纤维食品。患者可有恶心、呕吐症状，为阿片类药物兴奋延髓所致，嘱患者深呼吸，同时肌注胃复安10mg。

9. 留置镇痛泵期间可以拔出尿管吗？

留置镇痛泵期间一般不可以拔除尿管，因为镇痛泵内的镇痛药物如吗啡、丁哌卡因等药物在患者体内维持一定的血药浓度，能阻止交感神经纤维，影响膀胱逼尿肌的功能，抑制中枢神经系统，降低神经反射作用，腹肌、膈肌收缩力减弱，干扰生理性排尿功能，可引起尿潴留。因芬太尼等可引起尿潴留，故PCA泵拔出24小时后患者感觉自主排尿时方可拔除导尿管。

10. 使用药物镇痛的注意事项有哪些？

正确掌握药物种类、剂量、给药途径和给药时间，注意观察药效和有效时间，合理的剂量、准确的给药时间，可有效提高镇痛效果。

（1）非甾体镇痛药，代表药物有阿司匹林和芬必得等。非甾体镇痛药是日常使用最多的镇痛药，不良反应有胃肠道、肾脏的不良反应，皮肤瘙痒，药物性皮疹，荨麻疹，轻微头痛、头晕、耳鸣，嗜睡等，少数患者还可出现水肿、血压升高、心悸等。老年患者使用时不良反应增高。此类药物有胃出血的可能，所以有严重胃病的患者不适合使用。

（2）中枢镇痛药，代表药物有曲马多。此类药物对于胃肠道的刺激较小，无成瘾性，无法耐受非甾体类药物的患者可选用其镇痛，作用较强，作为二线药物选用。

（3）阿片类镇痛药，如哌替啶、吗啡。此类药物镇痛作用强大，有极强的成瘾性，因此仅用于晚期癌症患者镇痛。

（4）用药剂量应从小逐渐加大，减少不良反应，疼痛减轻后，药量可逐渐减少。

（5）口服镇痛药前后不要饮酒，乙醇可增加镇痛药物的毒性，引起肝、肾损伤。

11. 如何对疼痛患者进行健康教育？

（1）创造无痛病区环境，在病房走廊张贴疼痛的相关宣教知识，布置各类宣教资料。

（2）科室进行专职无痛教育骨干的业务培训，以业务学习、专题讲座等形式普及无痛知识。

（3）定期组织疼痛健康教育，教患者如何评估疼痛，疼痛治疗的重要性，如何正确服用止痛药，了解药物的作用及不良反应。

（4）确立教育目标：对评估获取的信息进行分析，判定患者缺乏哪些知识、技能，针对患者的文化程度和生理、心理因素，制定教育目标。通过教育促进患者无痛观念转变。

12. 饮水计划的具体内容有哪些？

导尿的患者需遵循以下饮水计划。

（1）膀胱训练期饮水量应限制在1500～2000ml（水量包括水、汤、果汁、粥、麦片等所有饮品及静脉输液量），于6:00-20:00平均分配饮水量，每次不超过400ml。入睡前3小时应尽量避免饮水。

（2）在限水的同时应特别注意患者有无脱水或意识不清等情况，脱水会使尿液浓缩，加重对膀胱黏膜的刺激，导致尿频或尿急等症状。

（3）交代患者尽量避免饮用茶、咖啡、酒等利尿性饮料，尽量避免摄入酸、辣等刺激性食物。

（4）患者口服抑制膀胱痉挛的药物时会有口干的不良反应，交代患者不要因此而大量进水，只需间断少量饮水，湿润口腔即可。

（5）进食或进饮后，及时准确地记录水分量。每天的进出量须保持平衡，如未能达到目标，需根据情况做出适当的调整。

（6）参考饮水计划

早餐：200～250ml水分、流食或粥类。

早餐后午餐前：200~250ml水分、流食。

午餐：200~250ml水分、流食或粥类。

午餐后晚餐前：200~250ml水分、流食。

晚餐：200~250ml水分、流食或粥类（如进食水果或汤类，则减少饮水量）。

13. 术后卧床患者可以进行哪些肺功能训练？

（1）保持和改善呼吸道的通畅：患者应尽早采取半卧位或坐位，有利于肺扩张；另外，还可采用排痰技术促进呼吸道分泌物的排出、维持呼吸道的通畅以及减少反复感染。排痰技术主要包括有效咳嗽训练、辅助咳嗽技术、体位引流、叩击、振动等方法。

（2）呼吸训练：包括放松练习、腹式呼吸，缩唇呼吸等。

（3）提高活动能力的训练：①上肢锻炼：上肢锻炼可以加强辅助呼吸肌群的力量，如胸大肌、胸小肌等。可以让患者用体操棒做高度超过肩部的各个方向练习或高过头的上肢圈套练习。②下肢训练：下肢训练可以增加慢性阻塞性肺疾病（COPD）患者的活动耐力、减轻呼吸困难的症状、改善整体功能和精神状态。卧床期间，可进行下肢的被动、主动肌力训练。

14. 术后腹胀如何处理？

术前一日要进易消化的食物，不可进食过多，术前禁食时间不应过长。所以，应明确通知患者手术次序开始及开始禁食的时间，麻醉前12小时内禁食、4小时内禁饮水即可达到空腹程度。术后按摩腹部，少量多次进清淡流食。

15. 术后腹胀的饮食护理措施有哪些？

（1）宜吃清淡易于消化的食物，在烹调上采取蒸、煮、炖、焖的方式。

（2）多食用蔬菜、高纤维食物：新鲜的水果、绿色的蔬菜、燕麦、谷物等。

（3）宜吃富含植物蛋白的食物：豆腐等豆制品。

（4）不宜进食粗糙、生硬的食物，不宜进食油炸、腌制和油腻的食物。

16. 术后可以饮酒吗？

（1）股骨头术后的病人不能饮酒，因为酒精会伤害肝和肾，而肝、肾是重要的代谢器官，与股骨头的关系也比较密切。长期饮酒会造成血液栓子增多，减缓血液运行速度，再一次诱发股骨头坏死。

（2）过量饮酒会使食欲下降、食物摄入量减少，导致多种营养素缺乏，急慢性酒精中毒、肝损害等。

17. 术后患者出现腹泻如何观察和护理？

腹泻俗称"拉肚子"是指大便次数明显超过平日习惯的频率，粪质稀薄，水分增加，或含有未消化食物和黏液、脓血便等。

（1）腹泻的观察

①腹泻常伴有排便急迫感、肛门不适、失禁等症状。

②常见病因有细菌感染、食物中毒、着凉、食用生冷食物及肠道感染和小肠吸收不良等。

(2) 腹泻的护理

①出现腹泻后,应及时留取粪便标本送化验检查,以查明腹泻原因,若伴有发热、中度失水的应严密观察生命体征变化并及时补充水分。

②便后应先用吸水性强的软纸擦拭,再用热毛巾擦拭干净,随后保持皮肤清洁干燥。

③更换床单时动作轻柔,严禁拖拉等动作。

18. 术后患者出现腹泻如何进食?

术后腹泻病人应注意饮食的配合,总的原则是食用营养丰富、易消化、低油脂的食物。

(1) 急性腹泻伴有呕吐的应该禁食一天,使胃肠道完全休息。

(2) 必要时由静脉输液以补充水分和电解质。

(3) 恢复进食后可采用清淡流食,如米汤、藕粉等。少量多餐,每日4~5餐,早期禁牛奶、豆浆、蔗糖等产气的流质食物。

(4) 排便次数减少,症状缓解后改为低脂全流食,如蒸蛋羹、低脂牛奶、浓米汤等,继而过渡到低脂少渣、细软易消化的半流食,如肉粥、细挂面等。

(5) 恢复期给予低脂少渣软饭,易消化为宜,每天都应吃些维生素C含量丰富的食物,以保证足够的维生素C供应。腹泻停止即可进正常饮食。

19. 对于慢性胃炎的患者行髋关节术后如何进行饮食指导?

(1) 针对患有慢性胃炎的术后患者营养治疗非常重要,宜采用温和食谱，避免各种对胃黏膜有刺激性、有损伤的食物。

（2）避免进食生冷、酸辣和坚硬食品以及不能耐受的过于粗糙食品，食物要做得细、碎、软、烂。

（3）多采用蒸、煮、炖等烹调方法，要清淡、少油、易消化。吃饭时要细嚼慢咽，让食物完全磨碎与胃液充分混合，尽量减少胃部负担。

（4）饮食要规律、定时定量、少量多餐，每餐勿饱食。浅表性胃炎胃酸分泌过多，应禁用浓缩肉汤及酸性食品以及过多鲜美食品。萎缩性胃炎严重胃酸过少者，可给浓肉汤肉汁，带酸性的水果、果汁，刺激胃酸分泌。

20. 对有脂肪肝病史的髋关节术后患者应在饮食上注意哪些问题？

（1）脂肪肝患者的营养治疗原则是控制总热量、限制脂肪、减轻体重。脂肪过高对肝病不利，对髋关节术后恢复也不利，全天脂肪总量不超过40g，胆固醇不超过300mg。

（2）胆固醇高的食物应作适当限制。控制糖类，减少纯糖和甜食：糖类主要由谷粮供给，除蔬菜、水果中所含天然糖类外，不用精制糖类、蜂蜜、含糖果汁和饮料、果酱、蜜饯等甜食和甜点心，避免进食过多糖类转化为脂肪，导致肥胖，促进脂肪肝的形成。

（3）注意补充多种维生素、矿物质和微量元素，供给足量的膳食纤维；主食应粗、细、杂粮搭配，严格限制油炸、油煎食品，宜采用蒸、煮、烩、熬等烹调方法，清淡少盐，忌食刺激性强和辛辣食物。

（4）应戒酒，酒精可以造成肝脏损害，导致肝中脂肪存积。

21. 髋关节手术能否诱发应激性溃疡?

（1）急性应激：各种严重的脏器病变、严重创伤、大面积烧伤、大手术、颅脑病变和休克，甚至精神心理因素等均可引起胃黏膜糜烂、出血，严重者发生急性溃疡，并可导致大量出血。因此髋关节手术会诱发应激性溃疡。

（2）应激的生理性代偿功能不足以维持胃黏膜微循环正常运行，使胃黏膜缺血、缺氧、黏液分泌减少和局部前列腺素合成不足等，导致胃黏膜屏障破坏和H^+反弥散进入黏膜，引起胃黏膜糜烂和出血。

22. 引起术后便秘的原因有哪些?

（1）饮食因素：患者咀嚼能力下降、消化功能减退、食物摄入量减少、饮食精细、食物纤维素含量不足。

（2）饮水不足：患者对体内高渗透状态调节反应下降，口渴感觉较差，饮水不足使机体处于脱水状态。

（3）体力活动减少：患者活动能力下降，特别是患慢性疾病、长期卧床、生活不能自理者，肠蠕动功能较差，肠内容物长时间停留在肠腔内，水分被过度吸收，造成粪便干结，排便困难。

（4）药物作用：含铝、钙离子的制酸药以及铋制剂具有收敛作用，使肠内水分过度吸收也可引起便秘。

（5）中枢神经病变：帕金森病、脑血管病变、痴呆等，这些疾病可使排便反应迟缓，肠蠕动减慢，大便干燥不易排出。

（6）精神因素：精神过度紧张或抑郁可抑制自然排便反射，进而发生或发展成严重便秘。患者腹肌、直肠肌肉萎缩，张力减退，排便无力。

23. 出现便秘时有哪些护理措施?

(1) 生活规律化,养成定时排便的习惯。

(2) 调整饮食,增加含纤维素多的食物,给予适量脂肪和充足饮料以刺激肠蠕动,促进消化液分泌。

(3) 体力允许时,指导其进行适量活动,提高排便肌群的收缩力。对卧床患者可给予被动活动。

(4) 指导用双手顺结肠的方向按摩腹部,每天起床前和入睡前进行。

(5) 以上措施无效时,可给予轻泻剂和软化剂。

24. 出现便秘时有哪些治疗措施?

(1) 药物治疗:①容积性泻剂:主要是各种含植物纤维素的制剂。此类泻药不能被人体消化吸收,从而增加粪量和软化粪质,并可轻度刺激结肠蠕动,如车前子等。②润滑性泻剂:如液体石蜡、麻仁丸、甘油栓等。③促胃动力药:如西沙必利等。

(2) 灌肠:是一种临时性治疗措施。用温生理盐水液500~1000ml灌肠。灌肠时要注意灌肠液适当的高度,适宜的温度、速度和容量,操作宜轻柔,防止损伤肛门、直肠。患者应尽量避免口服硫酸镁、蓖麻油,慎用番泻叶等强刺激性泻药,以免导致肠功能紊乱,水、电解质和酸碱平衡失调。

25. 何为压疮?哪些人易发生压疮?

(1) 压疮:也称为压力性溃疡,是机体局部组织长期受压,血液循环障碍,持续缺血、缺氧、营养不良,致使皮肤和皮下组织失去正常功能而引起的软组织破损和坏死。

(2) 长时间卧床不活动或由于麻痹使身体活动受限、自理困难的高龄老人、营养不良、身体虚弱、大小便失禁和患有影响身体活动的疾病的老人均容易发生压疮。

(3) 发生压疮的部位与卧位有关，仰卧位：枕部、两侧肩胛、骶尾部、足跟、肘部。侧卧位：耳部、肩部、髋部、膝关节内外侧、踝部、肘部。俯卧位：头侧部、面颊、膝关节、脚趾、肋缘突出部。

26. 如何判断发生了压疮？

髋关节置换术后患者不能翻身，所以每天检查局部受压情况，如果老年人皮肤有如下改变，即可判断压疮的发生。

一期：通常在骨突部位的皮肤出现压之不变白的红斑，但皮肤是完整的。深色色素沉着的皮肤可能没有明显的压之变白的现象，它的颜色不同于周围皮肤组织。与邻近组织相比，该区域可能会有疼痛、僵硬、变软、皮温升高或降低等表象。一期压疮可能在肤色较深的个体病人较难以发现，所以这类人群是"风险人群"（图2-21）。

二期：部分真皮层缺失而出现的表浅的开放型溃疡，底部为无坏死组织的、干燥或有光泽的粉红色创面；也可以表现为完整的皮肤或已破损的充满血清的水疱。此期不能被用来描述会阴部皮炎、浸渍、抓痕等（图2-22）。

三期：全层皮肤缺失，皮

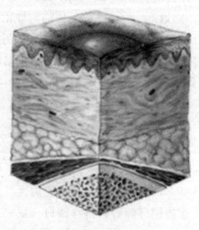

图2-21 一期

下脂肪层可见，但是骨、肌腱或肌肉尚未暴露，可有坏死组织但组织缺失的深度未知，也可包括瘘管和隧道。此期表皮水疱逐渐扩大破溃，真皮层创面有黄色渗出液，感染后表面有脓液覆盖致使浅层组织坏死形成溃疡，疼痛感加重（图2-23）。

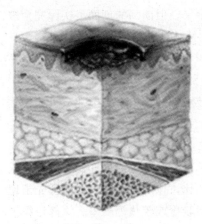

图2-22 二期

四期：全层组织缺失伴有骨、肌腱或肌肉的暴露，创面可布满坏死组织和焦痂，通常存在瘘管和隧道，甚至溃疡深及肌肉和支持系统（如筋膜、肌腱、关节囊等）而并发骨髓炎。此期坏死组织发黑，脓性分泌物增多，有臭味。严重者细菌入血可引起脓毒败血症，造成全身感染，甚至危及生命（图2-24）。

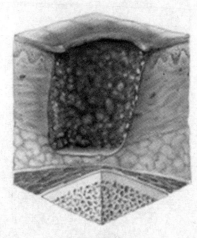

图2-23 三期

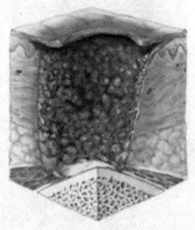

图2-24 四期

不可分期：缺损涉及组织全层，但溃疡的创面上实际完全被坏死组织和（或）焦痂（黄色、灰色、黑色、灰绿色或棕褐色）所覆盖。除非彻底清除坏死组织和（或）焦痂以暴露出创面基底部，否则无法确定溃疡的深度和分期。足跟部稳固的焦痂（干燥、附着紧密、完整无红肿或波动感）相当于机体的"机体天然的（生物学的）保护屏障"，不应该被清除（图2-25）。

深部组织损伤期：由于压力和（或）剪切力造成皮下软组织受损，在完整的皮肤上出现紫色或者褐红色的局部变色区域，或形成充血性水疱。与邻近组织相比，该区域的组织可能会先出现疼痛，硬肿，糊状，潮湿，皮温较冷或较热等表象。深部组织损伤可能在肤色较深的个体病人较难以发现。此期也包括在灰色创面的形成的水疱，可能会发展为被一层薄的焦痂覆盖，即使接受最佳的治疗也可能快速发展成为深层组织的破溃（图2-26）。

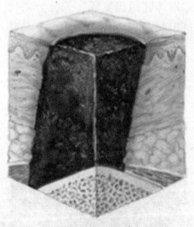
图2-25 不可分期

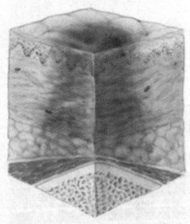
图2-26 深部组织损伤期

27. 髋关节置换术后预防压疮发生需要做什么?

（1）避免皮肤长时间受压：鼓励并协助术后患者三点式抬臀，1~2小时一次，注意避免拖拽、摩擦，瘫痪一侧肢体受压时间尽量缩短。身体空隙处垫软枕、海绵垫、羊皮垫，最好使用交替充气气垫床以减轻局部受压（图2-27）。

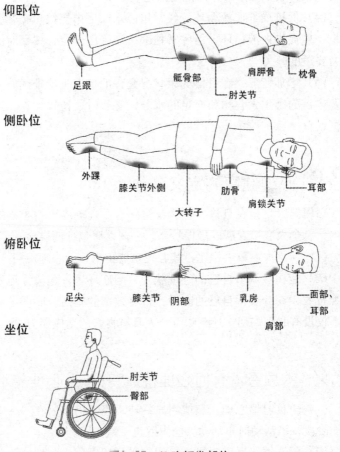

图2-27 压疮好发部位

（2）避免摩擦损伤皮肤：使用羊皮垫或海绵垫保护耳部、脚跟并护肘，经常更换床单、被褥、内衣，保持清洁无渣屑、干燥、平整无褶皱，长时间半卧位要在膝下、足底垫软枕，防止身体下滑，皮肤受摩擦。

（3）避免潮湿和污渍的刺激：出汗、大小便失禁都会造成皮肤的刺激引起压疮，可使用一次性棉质尿垫、尿裤，及时更换潮湿的衣服、被单及尿布，保持局部干爽。

（4）促进局部血液循环：经常用温水热毛巾擦拭和按摩受压部位，以促进血液循环，用手掌根部按摩受压部位，按摩时间和用力要适度。

（5）增加营养：在身体健康状况允许的情况下给予优质蛋白质及丰富的维生素食物和充足的水分，必要时，留置胃管，给予鼻饲饮食。

28. 心理健康的定义是什么？

心理健康是指在身体、智能及情感与心理健康不相矛盾的范围内，将个人心境发展成最佳状态。心理健康包括两层含义：

（1）与绝大多数人相比，其心理功能正常，无心理疾病。

（2）能积极调节自己的心理状态，顺应环境，建设性地发展完善自我，充分发挥自己的能力，过有效率的生活。心理健康是指不仅没有心理疾病，还意味着个人具有良好的适应能力。

29. 术后患者有何心理特点？有什么心理需求？

（1）角色习惯心理：病情明显好转、患者仍停留在"患者角色"阶段，该活动时不活动，能出院也不敢出院。

（2）负性情绪反应明显：疾病应激易导致焦虑、抑郁等负性情绪,影响疾病康复。

(3) 依赖性增强:社会行为退缩,过分依赖家人。

(4) 自尊心过强:希望得到重视,如心理需求得不到满足,则自尊心受挫,自我价值感丧失。

(5) 主观感觉异常:疑心加重,对周围事物特别敏感,有时甚至能听到自己的心跳、呼吸和肠胃蠕动的声音。

(6) 情绪不稳定:遇事易激动,甚至与病友或医护人员冲突。

(7) 孤独感增强:怕受冷落、鄙视,希望得到周围人的关心。

(8) 恐惧情绪加重:害怕是患病后的常见心理反应。

(9) 适应性降低:进入患者角色后其社会行为会发生变化,尤其在精神上的适应性普遍减低。

30. 如何进行术后患者的心理护理?

对术后患者进行心理护理分为5个步骤。

(1) 心理评估:通过收集资料、与患者及其家属交谈、心理测量等方法,了解患者的性格特征和心理需求,找出潜在的心理问题,为有针对性的心理护理提供依据。

(2) 确立心理问题:根据髋关节置换术患者的心理反应特点,找出影响其健康的现存和潜在的心理问题,并对问题进行归类分析,明确引起这些问题的原因和表现形式,确立心理护理目标。

(3) 制订心理护理计划:包括拟解决哪些问题,用什么方法解决这些问题,何时解决这些问题等。

(4) 实施心理护理计划:实施心理护理的综合技术对患者进行针对性心理干预,这些技术包括心理疏导、心理支持、放松训练、认知训练等。

(5) 心理护理效果评价:主要对已实施各种心理护理措施是

否有效地解决了患者的心理问题做出客观评估,即心理护理的目标是否完成,对没有完成的目标做进一步调整,修订心理护理计划,使其更符合患者的实际情况,达到有效解决患者心理健康问题的目的。

31. 什么是术后谵妄?

谵妄是指急性意识模糊状态或急性大脑衰竭,对于术后谵妄,麻醉常被认为是主要原因。术后谵妄的特征包括:

(1) 意识水平下降,保持注意力的能力下降。
(2) 学习记忆能力下降。
(3) 感觉异常。
(4) 睡眠-觉醒循环的改变。
(5) 对时间、地点、人物定向力障碍。
(6) 精神运动性活动改变。

32. 如何护理髋关节置换术后谵妄的患者?

术后出现谵妄的患者,护理时应注意以下几点:

(1) 注意观察及早期发现,对手术后患者要严密观察生命体征及精神症状,如术后出血多、有过激行为或极度安静、嗜睡等要警惕是否发生谵妄。术后常规抽血化验如生化、电解质等,每两三天复查一次。对水电解质紊乱患者及时补充电解质,保证静脉输液的输入,维持有效循环血量,持续面罩吸氧,使血氧饱和度在90%以上。

(2) 创造良好治疗环境,提供安静整洁的环境,减少噪声,经常与患者交流,提供时钟、电视、收音机等,以减少单调的感觉,保证夜间照明,协助患者进行活动,保证充足睡眠,对睡眠-觉醒周期紊乱的患者进行人工控制睡眠-觉醒周期，术前三天每晚口服安定5mg或肌注安定10mg。

（3）支持治疗和控制感染，对躯体疾病较多的患者应治疗原发病，加强营养提高机体免疫力，对有呼吸道、泌尿系统感染患者给予雾化治疗，鼓励患者多饮水，合理使用抗生素。

（4）积极有效地镇痛，手术后要关心患者，鼓励患者参与护理和治疗，了解对疼痛的反应，减轻焦虑心理，使用自控硬膜外镇痛泵，无镇痛泵患者及时使用双氯芬酸钠栓剂镇痛。

（5）药物治疗的护理，在使用氯丙嗪与安定等镇静药后，要专人陪护，防止跌伤，尽量避免使用保护性约束具，防止加重患者不良心理。

33. 如何为术后睡眠障碍患者进行心理调适？

对于各种不同原因引起的术后睡眠障碍，首先要针对原发因素进行处理。

（1）疼痛或身体不适引起的睡眠障碍，应先进行内外科的诊治。

（2）焦虑所致的睡眠障碍，可进行心理治疗，用肌肉放松训练、生物反馈技术控制焦虑。

（3）抑郁症伴随的睡眠障碍，则应服用抗抑郁药物来改善睡眠。

（4）查不出原因的睡眠障碍可以短期应用安眠药物进行治疗，但这类药物若长期使用，易于发瘾，利少弊多。

（5）对失眠的错误认知引起的睡眠障碍，应对其进行心理调适。

（6）安眠药短期对症治疗，对严重失眠伴焦虑等老年患者有明显疗效，老年人代谢功能下降，长期服用可引起药物蓄积，产生不良后果或易成瘾。可采用心理治疗、生物反馈、脑波治疗等非药物方法进行干预。

（7）干预前应检查失眠的原因，评估患者有无疼痛、压疮、平卧时不能呼吸、夜间尿多且次数频繁及常见的睡眠暂停、焦虑、抑郁等。

（8）指导患者找出失眠的原因，对症处理。

（9）教育患者养成规律活动的习惯，减少白天休息时间，午睡不超过1小时；养成规律的睡眠习惯，尽可能每天在同一时间上床、起床，睡前不宜吃得太饱，不饮用有刺激性饮料。做背部按摩或用温水泡脚等，以促进睡眠。

34. 术后饮食需要注意什么？

（1）给予高蛋白、高热量、高维生素，建议每天早上两个蛋清，保证蛋白的摄入，要多用植物油，如花生油、菜籽油、豆油等，有润肠功效，有助于缓解便秘。

（2）选用富含植物纤维的食物，如粗粮、蔬菜、水果、豆类及其他粗糙食物，对预防便秘，降低胆固醇有益。

（3）进食方式可选择少食多餐，以利于消化吸收。

35. 手术患者饮食与营养的搭配的要点是什么？

（1）提供优质蛋白：一般需要蛋白为1~1.5g/kg，其中优质蛋白占30%。

（2）限制脂肪：每日脂肪摄入<1g/kg，且应选用含不饱和脂肪酸的植物油。

（3）限制碳水化合物：每日摄入量为150~250g为宜。

（4）丰富的维生素：注意补充维生素A、C、E及复合维生素B。

(5) 适量的无机盐：注意补充钙，限制钠，每日盐量<6g。

36. 对于合并高血压的髋关节置换患者术后饮食如何选择？

（1）禁止食用甘温补虚之物：如蛋黄、动物内脏、鱼籽、虾、蟹黄、墨鱼、牛髓等此类食物，均为高脂肪、高胆固醇食物。对患有高血压病、高脂血症及动脉硬化症的心血管疾病患者有诸多不利的影响，而且可能会导致术后出血增加及下肢深静脉血栓形成的危险，为预防疾病进一步加重，切忌多食。

（2）禁止过量食用肥甘厚腻类食物，如五花肉等。因此类食物含动物性脂肪高达90.8%，过量食用肥甘厚腻容易导致人体脂肪蓄积，体型肥胖，最终导致血压血脂升高，进而出现动脉粥样硬化，所以，长期血压偏高者忌吃肥猪肉。

（3）饮食宜清淡，少食盐，每天少于6g。

37. 对于合并糖尿病的髋关节置换患者术后饮食如何选择？

（1）饮食治疗：对糖尿病患者应采取综合措施进行治疗，而饮食控制起着至关重要的作用。

（2）保障足够营养限制热量的供给，以控制患者的体重。饮食中碳水化合物60%~70%、蛋白质15%、脂肪20%~25%的比例是适合的。

（3）控制空腹血糖及餐后血糖，在饮食中供应足够的食物纤维，不仅能促进胰岛素的释放，也有利于防止结肠病变。

38. 对于患有痛风的髋关节置换患者术后饮食如何选择？

（1）避免食用高尿酸、高嘌呤类的饮食，如肉类、动物内脏、鱼虾、蛤、蟹等食物，控制蛋白质摄取量，每天<1g/kg，少摄取糖果。

（2）严格禁酒，多饮水，每日尿量在2000ml以上，适当服用碳酸氢钠以碱化尿液，促进尿酸排泄。

39. 术后如何预防泌尿系感染？

（1）鼓励患者每天保证2000～3000ml的饮水量，以促进代谢，减少残余尿。

（2）对术后尿潴留的患者，要鼓励及诱导患者加强自主排尿，必要时须在严格无菌操作下进行导尿。

40. 术后早期功能锻炼有哪些？

（1）术后第二天开始就可以进行以下肢肌力锻炼为主的功能锻炼：有踝关节的背伸跖屈运动及股四头肌等长收缩功能锻炼。

（2）功能锻炼要循序渐进增加数量，以患肢体力及承受能力为主，不提倡过度锻炼。

41. 合并下肢深静脉血栓形成的机械治疗有哪些?使用机械治疗时的注意事项有哪些?

(1) 足底静脉泵(足泵)(venous foot pump, VFP)

①根据患者的舒适程度,选择大小适中的充气垫置于双侧肢体远端。

②根据患者的疾病严重程度、肢体敏感性及患者耐受程度,在中心控制器设定适当的脉冲压力、脉冲持续时间和脉冲间隔后启动应用。

③可持续使用长达48小时,也可间断使用。

④定期检查患者足弓能否直接感到脉冲。

⑤肢体循环不良、皮肤易破溃、肢体感觉迟钝,对于患有糖尿病及组织存活能力不良的患者,应添加软垫,以降低脉冲压力。

⑥使用过程中,经常检查皮肤有无红肿及任何可以导致组织坏死的早期迹象,必要时终止治疗。

⑦注意保暖,避免肢体受凉。

(2) 逐级加压弹力袜(graduated compression stockings, GCS)

①弹力袜穿着长度应从足部到大腿根部。

②正确测量患者的下肢周径,选择大小合适的弹力袜。

③在袜的近端不能有弹力圈,以避免近端压力太大,影响静脉回流。

④确定穿弹力袜时足趾洞与足趾平齐,确保足趾活动自如。每日检查弹力袜合适程度,以判断下肢周径的改变。

⑤不要向下翻折弹力袜。

⑥每日脱下时间≤30分钟。

(3) 间歇充气加压装置 (intermittent pneumatic compression devices, IPCD)

①IPCD可改变患者下肢血流分布，血流动力学不稳定的患者要慎用。

②对昏迷、应用镇静剂、不能主动活动双下肢的患者，在应用过程中要注意保持肢体处于功能位。

③应用过程中要注意观察患者双下肢末梢循环状况，如局部皮肤温度低、皮肤苍白等，应及时处理。

④注意检查气驱动袋的充气运行情况，及时调整松紧度。

42. 常见的预防下肢深静脉血栓形成的抗凝药物有哪些？

预防DVT常用的抗凝药物：

(1) 维生素K拮抗剂（如华法林）：在治疗深静脉血栓及预防肺栓塞和脑卒中方面的作用目前还无法替代。华法林自身的药代动力学和其作用特点造成该药治疗窗窄小，需高频率动态监测并存在较大潜在出血风险等弊端。

(2) 阿司匹林：是一种解热镇痛药物，以前主要用于退热，近年来发现它还有抑制血小板凝集等抗凝作用，广泛用于支架置入术后的抗凝治疗，它的副作用是抑制前列腺环素的合成，胃黏膜修复功能下降，导致胃酸反流引起胃黏膜损伤。

(3) 低分子肝素：抗凝血药和溶血栓药，因子Ⅹa活性，对凝血酶及其他凝血因子影响不大。临床用于预防手术后血栓栓塞、预防深静脉血栓形成、肺栓塞、血液透析时体外循环的抗凝药、末梢血管病变等。

(4) Ⅹa因子抑制药（磺达肝癸钠、利伐沙班）：是一种丝氨酸蛋白酶，在凝血过程中起关键作用，是临床上预防和治疗凝血的新靶点，在口服抗凝剂的开发中扮演着重要角色。

43. 利伐沙班的药理作用和注意事项有哪些？

（1）药理作用：利伐沙班是一种高选择性、直接抑制Ⅹa因子的口服药物。通过抑制Ⅹa因子可以中断凝血瀑布的内源性和外源性途径，抑制凝血酶的产生和血栓形成。利伐沙班并不抑制凝血酶（活化因子Ⅱ），也并未证明对其血小板有影响。

（2）注意事项：患者术后使用利伐沙班剂量为口服10mg，每日1次，如伤口已止血，首次用药时间于手术后6～10小时进行。治疗时间长短依据患者发生静脉血栓栓塞事件的风险而定，即由患者所接受的骨科手术类型而定。对于接受髋关节大手术的患者，一个治疗疗程为5周；接受膝关节大手术的患者服药2周。如发生漏服一次用药，患者应立即再次服用，并于次日继续每天服药一次。

44. 如何预防术后足下垂？

（1）膝关节外侧腓骨小头下方有腓总神经通过，因位置表浅，极易受压。

（2）腓总神经受压后，可导致足背伸无力，而发生垂足畸形，应经常检查这个部位是否受压，并在此处垫纱布或棉垫，防止牵引带压迫，指导其做踝关节运动及足背伸、跖屈活动。

45. 跌倒的危险因素有哪些？

（1）若患者伴有中枢神经及心血管系统的疾病，如痴呆、帕金森病、高血压、冠心病等都可由于意识不清或短暂的脑供血不足而易摔伤。

（2）视力下降：老年人由于视力减退导致不能正确判断环境结构及障碍物而易绊倒而跌伤。

（3）骨骼肌肉因素：老年人由于退行性关节炎、脊柱退行性变引起疼痛、下肢乏力导致跌倒。

（4）药物影响：如使用降压药不当可出现"降压供血不良综合征"；使用降糖药不当可出现低血糖；使用催眠药可出现头晕等都可发生跌倒。

（5）环境因素：如路面不平、光线不足、环境杂乱、路边分界不清、地板过滑、厕所、浴室、走廊无扶手，楼梯设置不规则，地毯松动、破损等及对环境的不熟悉都容易发生跌倒。

（6）其他：如长时间卧床、洗热水澡时间过久、久蹲后站立、饮酒等都可引起大脑短暂性缺血而诱发跌倒。

46. 如何指导术后老年患者预防跌倒？

对术后老年人在预防跌倒时主要从以下几个方面进行指导：

（1）做好健康教育：向跌倒的高危人群及其家属讲解跌倒的不良后果并提供教育；加强公共卫生环境管理是预防跌倒的有效护理措施。

（2）减少服药种类：一次同时服用4种以上药物的老年患者容易发生跌倒，应在医生指导下对必须服用的多种药物适当调整以减少跌倒风险。

（3）佩戴合适的眼镜以提高视力。

（4）穿合适的鞋子，选用码数合适的平底鞋、轻便的防滑运动鞋以防摔倒。

（5）安装家庭防滑跌倒设施：地面避免打蜡，过道不要堆放杂物，地面的湿渍及时擦干，松动的地毯要固定好，绊脚的电线要收好，浴室放置防滑垫，楼梯安装扶手，避免光线昏暗，以防环境不安全引起的跌倒。

（6）避免"三不"动作：不要举起或搬运重物、不要登高取物、不要干力所不及的家务活。

（7）积极治疗骨质疏松症：老年患者平时应重视改善骨骼和肌肉功能，从根本上预防跌倒和骨折的发生。

47. 髋关节置换术后患者跌倒后如何处理？

（1）检查全身情况：发现患者跌倒后，要询问并仔细检查全身情况，确定有无损伤及损伤的严重程度，检测生命体征，观察神志，提供相应的护理。

（2）心理指导：患者存在再次跌倒的恐惧心理，需帮助其分析恐惧缘由，共同制定有针对性的措施，克服恐惧心理。

（3）健康教育：要教会患者在无人帮助的情况下，安全起身。如是背部先着地，应弯曲双腿、挪动臀部到铺有毯子（垫子）的椅子（床铺）旁后及时使自己较舒适地平躺，盖好毯子，按铃呼救。如在家里多次出现跌倒，应及时去医院查明原因，是否由其他疾病引起，并及时治疗。指导术后患者不要因麻烦而拒绝使用拐杖或助行器，指导照护者要给予患者足够的时间进行日常活动。

参 考 文 献

[1] 赵德伟.股骨头缺血性坏死的修复与再造[M].北京：人民卫生出版社，2008.
[2] 蔡文智，罗翱翔.骨科护理细节问答全书[M].北京：化学工业出版社，2013.
[3] 宁毅军，刘剑立.老年疾病护理知识问答[M].北京：化学工业出版社医学分社，2007.

[4] 李小寒,尚少梅.基础护理学.5版[M].北京:人民卫生出版社,2012.
[5] 陈峥.健康大百科.老年篇[M].北京:人民卫生出版社,2012.
[6] 尤黎明,吴瑛,等.内科护理学[M].5版.北京:人民卫生出版社,2012.

三
康复护理

（一）功能锻炼指导

1. 股骨头缺血性坏死术前进行的功能训练有哪些？

股骨头缺血性坏死术前进行的功能训练主要以加强双下肢各关节的活动及肌肉锻炼为主，重点是患髋肌群（如臀中肌、臀大肌）及股四头肌的锻炼，练习足踝关节及足趾的主动活动，训练使用助行器或拐杖，以及进行腹式呼吸的练习，提高心肺功能。

2. 臀中肌肌力训练方法是什么？

臀中肌肌力训练可从入院当天起开始训练并贯穿肌力训练全过程。具体方法如下：

方法（1）：取健侧侧卧位（图3-1）：患肢在上方，主动或由他人辅助外展患侧髋关节并保持5~10秒后内收复位，如此反复。

方法（2）：取仰卧位（图3-2），下肢伸直，主动做患肢的外展、内收运动，鼓励患者主动进行此项肌力训练。

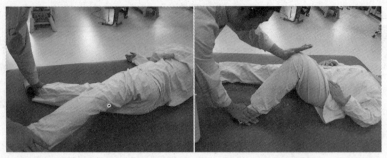

图3-1 侧卧位肌力训练　　图3-2 仰卧位肌力训练

3. 臀大肌等长收缩训练方法是什么？

臀大肌等长收缩及"三点式"支撑抬臀训练（图3-3），后者操作时患者两手拉住牵引架上的拉手，同时用健侧脚踩在床面上；无牵引架时使用双手做支撑，将整个上身和臀部抬起的"四点式"支撑抬臀训练（图3-4），每2小时1次，夜间睡眠时改每4小时1次，每次抬起至少15秒，上述方法可用于躯体移动，患者双手也可利用牵引架上的拉手将身体拉起转移。

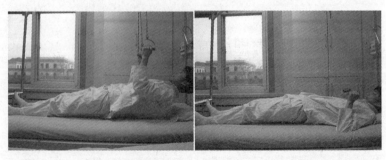

图3-3 "三点式"支撑抬臀训练　　图3-4 "四点式"支撑抬臀训练

4. 腓肠肌等长收缩训练方法是什么？

腓肠肌等长收缩训练即踝泵屈伸运动。踝关节背屈，绷紧腿部肌肉10秒后放松，再绷紧，放松，每天100~300次，分4~6次完成，逐日递增，增加到400~600次/天。

5. 股骨头缺血性坏死患者可选择哪些辅助器具？

（1）手杖：合适的手杖是患者持杖站立时，肘关节应屈曲30°，行走时伸肘下推手杖才能支撑体重。

（2）腋杖：身长减去41cm的长度即为腋杖的长度。正确使用拐杖，准备合适的双拐，使拐杖的高度及中部把手与患者的身高，臂长相适宜，拐杖的底端配橡胶装置，拐杖的顶端用软垫包裹，对术前能行走者训练其掌握使用方法，练习利用双拐和健腿的支撑站立，以及在患侧不负重的状态下行走。

（3）前臂杖：此拐杖可单用也可双用，适用于握力差、前臂较弱但又不必用腋杖者。优点为轻便、美观，而且用拐时，手仍可自由活动；如需用该手开门时，手可脱离手柄去转动门把手，而不用担心手杖脱手，其原因是臂套仍把拐固定在前臂上。此拐的缺点是稳定性不如腋杖。

6. 股骨头缺血性坏死患者应该如何使用拐杖进行步行训练？

该项训练应从手术前开始，股骨头缺血性坏死修复术后步行训练一般原则为术后3个月内持双拐步行，3~6个月持单拐步行，之后直到9个月复查时需持手杖协助步行，复查后经医师同意方可弃拐负重行走。然而根据不同术式的选择,术后患者用拐步行的训练原则也应有所调整。如股骨头髓芯减压加骨髓干细胞移植术,较其他术式后患者可较早进行行走练习。指导患者正确用拐,持拐时患者直立,肩部放松,腋和拐顶之间应有2~3指空隙,扶手应调节到使患者紧握时肘部呈弯曲状态。步行时两拐和患肢三点步行,患肢不负重,健肢负重独立步行,助手站在患者前方,防止跌倒,每日步行20~30分钟,要根据自身状况,一日2~3次。

7. 股骨头缺血性坏死不同术式术后功能锻炼及康复要点是什么?

(1) 髓芯减压加骨髓干细胞移植修复术

早期(第1~7天):

①术后24小时平卧位,术后皮牵引制动1周,患肢外展中立位,避免髋关节内、外旋。

②麻醉作用消失后,根据患者耐受情况进行床上功能锻炼,指导患者做股四头肌等长收缩伴患膝下压、踝泵屈伸运动;臀大肌等长收缩。最大限度屈伸患肢小关节,带动小腿肌肉运动;并同时增加上肢肌力练习,以预防压疮、改善髋关节活动度、防止出现关节僵硬和肌肉萎缩。

中期(第2~4周):

①第2周开始可进行髋关节CPM功能练习(图3-5),从伸膝0°,屈曲20°~30°开始,以后每天增加5°~10°,训练2~4次/天,30~60分钟/次。1周内达到90°以上的活动度。

②在早期肌肉力量训练的基础上,逐渐增加练习的时间和频率。加强床上患膝、髋关节的主、被动运动(主动为主、被动为

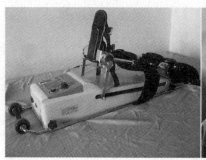
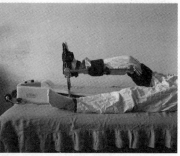

图3-5 髋关节CPM功能练习

辅),在护理人员辅助下进行仰卧位屈膝、屈髋主动运动,角度逐渐增大,以不引起异常疼痛为宜(屈髋<90°),避免髋关节内收内旋,200~300次/天。

③在能够完成上述动作后,自感无疼痛和疲劳感后,可将运动强度加大,进行

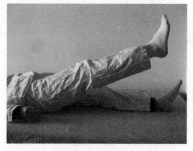

图3-6 直腿抬高训练,抬高30°

O'Donoghue介绍的直腿抬高训练(图3-6),抬高30°保持3秒逐渐增加到10秒;健侧卧位直腿外展,俯卧位患肢直腿后伸(图3-7、图3-8),以感觉微微疲劳为度。此阶段,患者可向健侧翻身,双侧治疗患者可交替双侧翻身,每次时间不超过10分钟。

④卧位到坐位运动,双手支撑坐起(屈髋<90°),屈健腿伸患腿,利用双手和健腿的支撑力将患腿自然垂于床边,每天2~3次。患者在床上坐起,没有头晕的症状后,再在床边坐下,双手把持床沿,先后将健侧和患侧肢体下垂,逐渐下床。无头晕、心慌等症状后再开始在床边扶双拐患肢无负重站立或助行器站立10秒,每天5~10次。站立训练无不适时,可进行下蹲训练,下床

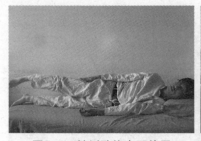
图3-7 健侧卧位直腿外展

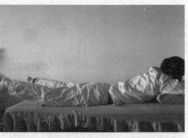
图3-8 俯卧位患肢直腿后伸

前先做膝关节伸屈活动10~20分钟，下床时，健肢先着地，站立时尽量以全足掌着地，患肢不承重，双手扶床栏，做下蹲站立交替动作，每次10~20次，每日2~3次。不负重下床扶腋拐行走（即三点步态），患肢不负重，患者双手撑住拐杖，健腿先迈，患腿跟进，身体稍向前倾，拐杖随后前移，其有利于功能恢复，防止肌肉萎缩、骨质疏松，避免股骨头塌陷。

后期（术后4周以后）：

①术后4周后：在支具保护下行部分负重功能锻炼。在无痛状态下，患肢负重从身体重量的20%开始逐渐增加至100%，每天增加5kg。行走准备训练，患者若能站立保持20分钟以上可嘱患者进行立位下髋关节伸展练习（图3-9），通过调节板凳高度训练屈髋、屈膝、外展、内旋动作（图3-10）。

②术后5周：在中期恢复的基础上开始行走训练，以保证移植后干细胞的有效分化，促

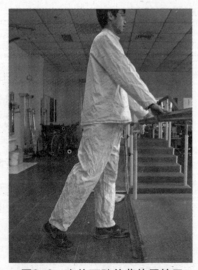
图3-9 立位下髋关节伸展练习

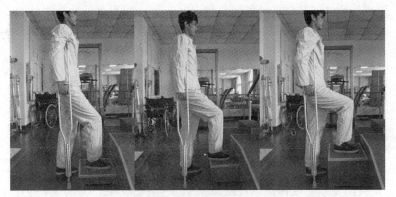

图3-10 调节板凳高度训练屈髋、屈膝、外展、内旋动作

进血管再生。从三点步态逐渐过渡到四点步态、两点步态。行走时要在有人保护下训练，行走时不要太匆忙，双拐勿太靠后以免重心不稳，两下肢步幅尽可能一致，每次20～40分钟，每天2～3次，逐渐增加次数。单侧移植者可逐渐下地扶双拐活动，双侧移植患者严格卧床3个月，3～6个月持单拐步行，直至9个月复查时须持手杖协助步行，复查后经医师同意方可弃拐负重步行。上下楼梯训练（图3-11），健侧先上，患侧先下，扶好楼梯扶手。

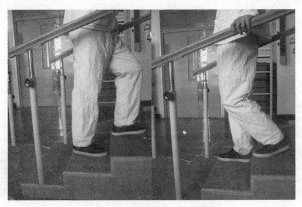

图3-11 辅助下上下楼梯

(2) 头颈开窗带血管蒂骨（膜）瓣移植修复术

术后（第1~4周）：

①术后皮牵引30~40天。患肢取轻度屈曲外展位（20°~30°），为防止患肢过度外旋造成髋关节脱位，由于切口破坏了髋关节前侧关节囊和韧带结构，需穿矫正鞋3周，直至关节周围软组织初步愈合，严禁屈髋内收。这种体位可减轻疼痛，并且有利于血管蒂松弛。

②术后第2天开始可取半坐位，并进行患侧踝关节的主动屈伸及抗阻活动，发挥踝泵效应。

③术后第3天开始股四头肌、臀大肌的等长肌力训练，以上肌力训练同髓芯减压加骨髓干细胞移植修复术治疗。

④术后第4天，伤口疼痛一般不明显，可行上肢肌力锻炼，拉骨科床头吊环，可将上半身拉离床面10cm左右，持续1分钟后放下，停留片刻后重复。

⑤术后第14天开始做CPM功能锻炼，2次/天，每次30~60分钟。

术后（第3~8周）：开始加强患侧下肢各关节在不负重情况的主动活动及肌力锻炼，做滑板运动（图3-12），练习患肢屈髋屈膝、髋外展功能（图3-13）。4周后撤掉皮牵引，同时进行ADL训练，学习使用拐杖或助行器，进行健侧支撑三点式步行，患肢不负重。

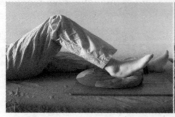 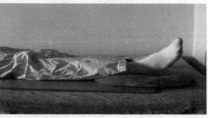

图3-12 滑板运动

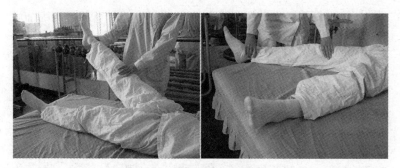

图3-13 髋屈曲、外展训练

术后（2个月以后）：病人可坐起，做内旋、外旋活动，3个月内不得向患侧卧；术后3个月如果X线片显示植骨块与股骨头之间有新生骨形成，患肢才可以开始轻微负重行走。每3个月拍摄X线片1次，半年内患肢不完全负重走路，直至植骨块完全融合，股骨头内骨腔充填完好后才能够弃拐患肢完全负重行走，一般在术后6个月以上。以后每6个月拍摄X线片1次，3年后每年拍摄X线片1次。

（3）股骨头颈开窗各种带血管蒂的骨膜瓣转移联合多孔钽金属棒置入修复术：带血管蒂骨瓣移植联合钽棒置入术在功能锻炼和康复特点上与单纯带血管蒂骨瓣移植治疗股骨头坏死相似。然而单纯带血管蒂骨瓣移植术术后早期需要严格卧床制动，否则股骨头会有再塌陷的可能，卧床时间相对较长。金属钽棒的出现很好地解决了这一问题，置入钽棒起到了良好的生物力学效能，术后塌陷区腾起，股骨头外形恢复。而且钽金属棒与骨相匹配的弹性模量减轻了骨周围在生理状态下的潜在异常应力的可能性，因而该术式较单纯带血管蒂骨瓣转移术可保证更加安全的早期功能锻炼。

①术后早期（术后3天内）：术后24小时平卧位，术后6小时开始做股四头肌、臀大肌静力性收缩、踝泵活动。术后第3天

开始，借助CPM机进行髋、膝关节被动锻炼，起始角度为伸膝0°，屈曲20°~30°开始，或患者所能耐受的最小角度，逐日增加角度，每次锻炼30~60分钟，至术后1周左右，髋关节活动范围0°~85°，可停用CPM，以主动运动为主。

②术后中期（术后3天~3周）：根据患肢肿胀消退、疼痛减轻情况可加大运动量。在护理人员辅助下进行仰卧位屈膝、屈髋主动运动，角度逐渐增大，以不引起异常疼痛为宜（屈髋<90°），避免髋关节内收内旋，200~300次/天。逐渐过渡到直腿抬高练习，使患肢直腿外展，患肢抬起后维持5~10秒，然后复原，重复10~20下，4~6次/天。手术8天后，指导患者进行坐位练习，辅助患者将患肢移下床边，放下后端坐，双手后撑，髋关节屈曲<80°，4~8次/天，每次15~30分钟。

③术后晚期（术后3周以后）：根据手术切口及周围组织愈合情况，加强患肢外展、外旋和内收功能锻炼。术后3周扶双拐不负重下行走即三点式，术后6个月可部分负重行走。此期间患者详细记录髋关节疼痛程度、疼痛性质及疼痛时间，定期复查；继续进行康复锻炼。若X线片检查显示股骨头骨密度均匀、骨小梁恢复后即可弃拐行走。

（4）带旋股外侧血管横支大转子骨瓣联合髂骨（膜）瓣转移股骨头部分、全头再造术：术后皮牵引2个月，患肢固定在早期3~4周尤为重要，这时期骨或软骨的活动很容易损伤供应移植骨松质的小血管，不利于再造股骨头的成活。

①术后1周内继续加强健侧下肢各关节主动活动及肌力锻炼，康复强调整体性。肌肉收缩能促进局部血液循环，肌肉收缩产生的生物电有助于钙离子沉积于骨骼，有利于新骨生成。关节的功能锻炼能牵伸关节囊及韧带，促进关节内滑液的分泌及循环，从而预防关节内粘连。

②术后2个月撤掉皮牵引，进行CPM功能锻炼。

8. 股骨头缺血性坏死患者术后关节活动训练的注意事项有哪些?

(1) 关节训练前后要观察患者的一般情况,患者舒适,放松体位,肢体充分放松,注意保护受压部位,防止压疮。

(2) 帮助患者做好训练部位的准备工作,如果是手术后的患者在拆除缝线之前不能随意打开纱布暴露伤口,伤口部位有引流管者训练时夹闭。

(3) 关节活动训练应尽早进行,活动范围应尽可能地接近正常的最大限度的活动。

(4) 关节活动度的维持训练应包括全身各个关节,每个关节进行全方位的关节活动。

(5) 固定肢体近端,被动活动远端,动作缓慢柔和,平稳,有节律,避免冲击性运动和暴露。

(6) 用于增加关节活动范围的被动运动可出现酸痛或轻微的疼痛,但可耐受,不应引起肌肉明显的反射性痉挛或训练后持续疼痛。

(7) 观察肢体肿胀程度,与前一天进行比较,如肿胀较前增加,应适当调整运动量。

(8) 锻炼应循序渐进,与肌力练习同步进行。

9. 股骨头缺血性坏死患者术后还应进行哪些适当卧床运动?

卧床患者活动受限,则应做局部肌肉锻炼,可增加腹部和会阴部肌肉的力量训练，患者有节律的做会阴部的肌肉收缩与放松运动，以增加会阴部肌肉的力量，有助于排尿。

10. 股骨头缺血性坏死患者出院后可进行的康复训练有哪些？

股骨头缺血性坏死患者出院后可进行的康复训练有步态水槽（水下跑台）（图3-14）、阶梯训练、穿鞋袜练习、空踩自行车锻炼、站立位髋关节锻炼、站立位锻炼，可进行的体育活动有仰泳、远足（平底步行）、保健体操，不宜进行爬山、跑跳、球类运动。

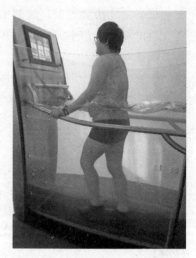

图3-14 步态水槽（水下跑台）

11. 股骨头缺血性坏死患者出院后如何进行阶梯训练？

患者将患足置于台阶上，于屈膝屈髋位进行压腿练习，并根据自己的情况逐渐升高台阶级数，直到髋关节屈曲活动范围接近或达到正常为止。

12. 股骨头缺血性坏死患者出院后如何进行穿鞋袜训练？

穿鞋袜训练（图3-15）：术后3周让患者坐椅子上，伸直正常侧下肢，屈膝屈髋将患肢小腿置于正常肢体膝上前侧，一手握住患肢足底，一手放于患膝内侧轻轻向下压，并逐渐屈曲正常侧肢体膝关节，这个动作同时包含了髋关节的屈曲、内收和外旋，使患者能够自如地穿鞋袜。

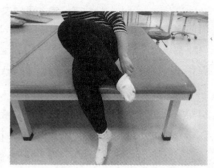

图3-15　穿鞋袜训练

13. 股骨头缺血性坏死患者出院后如何进行空踩自行车锻炼？

患者仰卧，上下肢做蹬自行车的动作，10次一组，休息1分钟，每小时3组，注意屈髋角度必须限制在90°内，该运动可以改善髋关节活动，锻炼股四头肌的力量。

14. 股骨头缺血性坏死患者出院后如何进行站立位髋关节锻炼？

患者可取站立位，手扶床边、墙或者助行器都可以，患侧屈膝，抬高大腿，但不能高于90°锻炼屈髋；患肢伸直后移至身体后面来锻炼髋关节后伸；患肢伸直前移锻炼患髋前伸，患肢伸直向外侧移动锻炼患髋外展。

参考文献

[1] 赵德伟.股骨头缺血性坏死的修复与再造.2版[M].北京：人民卫生出版社，2008.

[2] 郑彩娥，李秀云.实用康复护理学[M].北京：人民卫生出版社，2012.

[3] 吴敏.康复护理学.3版[M].上海：同济大学出版社，2012.

[4] 卓大宏.康复治疗处方手册[M].北京：人民卫生出版社，2007.

[5] 石凤英.康复护理学.2版[M].北京：人民卫生出版社，2012.

[6] 曹伟新，李乐之.外科护理学.4版[M].北京：人民卫生出版社，2011.

[7] 赵德伟，王德仁，卢建民，等.带血管蒂大转子骨瓣及联合髂骨（膜）瓣治疗股骨头缺血性坏死[J].中华显微外科杂志，1998，21（4）：244-247.

[8] 赵德伟，朱景斌，张朝阳.带血管蒂的大转子骨与筋膜瓣转移的髋关节成形术[J].中华骨科杂志，1997，17（3）：203-205.

[9] 张忆，黄叶柳，陈赛华.CPM对髋关节置换术后患者关节功能恢复的干预[J].现代医药卫生，2011，27（24）：3793-3794.

[10] 陈振光，张发惠，许卫红，等.带血管蒂骨骺瓣移植的基础与临床研究[J].中国修复重建外科杂志，2011，25（11）：1281-1283.

[11] 李放，徐一鸣，沈丽英.等长收缩可以减轻关节源性肌肉抑制[J].中国运动医学杂志，2000，9（2）：127-128.

[12] 赵德伟，王卫明，卢建民.髋前入路带血管蒂骨（膜）瓣转移治疗股骨头缺血性坏死[J].中华显微外科杂志，2000，23（4）：257-259.

[13] 刘贵芝，李萍.人工全髋关节置换术的康复训练指导及护理[J].护士进修杂志，2011，26（18）：1681-1683.

[14] 赵德伟，杜国君，卢建民.旋股外侧血管横支大转子骨瓣和升支髂骨膜转移再造股骨头[J].骨与关节损伤杂志，1998，13（3）：157-159.

[15] 褚建国，王秀军，王经纬.自体骨髓干细胞移植联合髓心减压治疗老年缺血性

股骨头坏死临床疗效[J].中国老年学杂志，2012，32：3432-3433.
[16] 赵德伟.股骨头缺血性坏死的修复与再造[M].北京：人民卫生出版社，2013.
[17] 苏继承.骨伤科康复技术[M].北京：人民卫生出版社，2008.
[18] 陆芸，周谋望，李世民.骨科术后康复指南[M].天津：天津科技翻译出版公司，2009.

（二）股骨头缺血性坏死合并呼吸系统疾病的护理

1. 股骨头缺血性坏死的患者有效咳嗽的方法有哪些？

方法：尽量采取半坐卧位，先进行深而慢的呼吸5~6次，后深吸气至膈肌完全下降，屏气3~5秒，继而缩唇，缓慢呼出气体，再深吸一口气后屏气3~5秒，身体前倾，从胸腔进行2~3次短促有力地咳嗽，咳嗽同时收缩腹肌，或用手按压上腹部，帮助痰液咳出。经常变换体位有利于痰液的咳出。

2. 协助股骨头缺血性坏死的患者进行胸部叩击以利排痰的原理是什么？

原理：胸部叩击法借助叩击或震颤所产生的振动和重力作用，使滞留在气道内的分泌物松动，并移行到中心气道，最后通过咳嗽而排出体外的胸部物理治疗方法。

3. 胸部叩击的适应证、禁忌证、方法、注意事项有哪些？

(1) 适应证：胸部叩击适于久病体弱、长期卧床、术后、排痰无力者。

(2) 禁忌证：禁用于未经引流的气胸、肋骨骨折、有病理性骨折史、咯血、低血压及肺水肿等病人。

(3) 方法：协助病人侧卧位，叩击者两手手指弯曲并拢，使掌侧呈杯状，以手腕力量，从肺底自下而上，由外向内，迅速而有节奏地叩击胸壁，震动气道，每一胸叶叩击1~3分钟，每分钟120~180次，叩击时发出一种空而深的叩击音则表明手法正确。

(4) 注意事项：①听诊肺部有无呼吸异常及干、湿啰音，明确病变部位。②宜用单层薄布保护胸廓部位，避免直接叩击引起皮肤发红，但覆盖物不宜过厚，以免降低叩击效果。叩击时避开乳房、心脏、骨突部位（如脊椎、肩胛骨、胸骨）及衣服拉链、纽扣等。③叩击力量适中，以病人不感到疼痛为宜；每次叩击时间以5~15分钟为宜，应安排在餐后2小时至餐前30分钟完成，以避免治疗中发生呕吐；操作时应密切关注病人的反应。④操作后协助病人休息，做好口腔护理，祛除口腔异味。⑤询问病人的感受，观察痰液的情况，复查生命体征。

4. 如何提高股骨头缺血性坏死患者的肺功能，术前、术后如何正确进行呼吸功能训练？

指导股骨头缺血性疾病患者术前、术后进行缩唇呼气或腹式呼吸，从而加强胸、膈呼吸肌的肌力和耐力，改善呼吸功能。缩唇呼吸和腹式呼吸每日训练3～4次，每次重复8～10次。

（1）病人闭嘴经鼻吸气，然后通过缩唇（吹口哨样）缓慢呼气，同时收缩腹部。吸气与呼气时间比为1:2或1:3（图3-16）。

（2）膈式或腹式呼吸：病人可取平卧位，两手分别放于前胸部和上腹部。用鼻缓慢吸气时，膈肌最大程度下降，腹肌松弛，腹部凸出，手感到腹部向上抬起。呼气时用口呼出，腹肌收缩，膈肌松弛，膈肌随腹腔内压增加而上抬，推动肺部气体排出，手感到腹部下降，见图3-17。

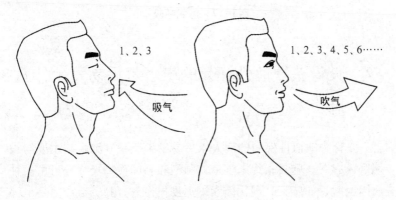

图3-16 缩唇呼吸

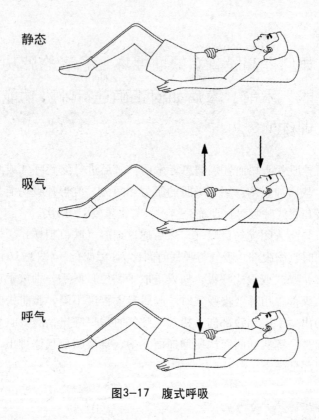

图3-17 腹式呼吸

5. 股骨头缺血性坏死的患者术后易发生什么肺炎?

股骨头缺血性疾病的病人术后易发生坠积性肺炎,主要与长期卧床有关。肺炎指终末气道、肺泡和肺间质的炎症,可由多种病因引起,如感染、理化因素、免疫损伤等。肺炎链球菌是上呼吸道寄居的正常菌群,当机体免疫功能降低或受损时,有毒力的肺炎链球菌进入下呼吸道致病。

6. 肺炎的临床症状及体征有哪些？

（1）症状：表现为起病急骤，畏寒或寒战、高热，体温可在数小时内达39~40℃，呈稽留热，或高峰在下午或傍晚。全身肌肉酸痛，患侧胸痛明显，深呼吸或咳嗽时加重。开始痰少，可带血丝，24~48小时后可呈铁锈色。

（2）体征：急性病容，口角和鼻周有单纯疱疹。严重者有发绀、心动过速等，可闻及支气管肺泡呼吸音。

7. 股骨头缺血性坏死的患者术后发热如何护理？

股骨头缺血性疾病术后的体温升高与机体对手术创伤反应及术后吸收热有关。根据发热的分期，采取不同的护理措施，以保证病人的舒适。

（1）体温上升期：因皮肤血管收缩，汗腺分泌减少，皮肤温度降低，病人可出现畏寒、颤抖、皮肤苍白等。此期应注意给病人保暖，脚部放热水袋，口服热饮，使肌肉剧烈活动产生的热量减少，使体温升高幅度减少。

（2）高热持续期：因皮肤血管开始扩张，体表血流量增加，病人脸色出现潮红，呼吸加快，脉搏加快，此时应给病人退热，补充水分，并密切观察体温变化。降温有物理和药物两种方法，发热不超过38.5℃，一般用物理降温。体温38.5℃以上，要物理降温配合药物降温，若穿太多衣服，物理降温不能起效。进行温水擦浴或酒精擦浴时，对体弱、发热时间长、对冷刺激敏感的病人，可采取根据病人体温调节水温，这样可以防止因水温过低引起病人皮肤毛细血管收缩，诱发病人发冷甚至寒战。同时可在较短的时间内对体表散热起到促成作用。

（3）退热期：此期皮肤血管进一步扩张，皮肤温度增高，引起汗腺分泌增多,病人大量出汗。应更换汗湿的衣服、被单、适当减少病人的盖被,防止病人出汗较多引起虚脱。

(4) 一般护理:①病人在发热时,绝对卧床休息,以减少体力的消耗;②保持病室空气流通,但避免风直接吹在病人身上,保持室内安静,光线不宜太强;③在饮食方面给予高热量、高蛋白、高维生素、易消化的流食或半流食,保持病人有足够的液体量,鼓励病人多喝水;④遵医嘱静脉补液;⑤加强口腔、皮肤的护理,协助病人在饭后、睡前漱口,病情重者做好口腔护理,避免口腔感染;⑥病人在大量出汗应用温水擦拭,及时更换衣裤、床单、被套,保持皮肤干燥、清洁、防止受凉。

8. 什么是肺血栓栓塞症?股骨头缺血性坏死术后患者易合并肺血栓栓塞症的主要病因是什么?

(1) 概念:肺血栓栓塞症是指嵌塞物质进入肺动脉及其分支,阻断组织血液供应所引起的病理和临床状态。

(2) 病因:常见的栓子是血栓,其余为少见的新生物细胞、脂肪滴、气泡、静脉输入的药物颗粒甚至导管头端引起的肺血管阻断。

(3) 危险因素:任何可以导致静脉血液淤滞、静脉系统内皮损伤和血液高凝状态的因素。

一般分为遗传性和获得性因素两大类:

遗传性因素:一些先天性凝血因子、抗凝因子和纤溶系统异常的疾病均有助于血栓的形成,如抗凝血酶Ⅲ(AT-Ⅲ)缺乏症等。

获得性因素依据进行预防抗凝治疗必要性的大小可分为高危因素和一般因素。

高危因素：①长时间不活动，如长期卧床；②大手术后；③有静脉血栓栓塞史；④恶性肿瘤等。

一般危险因素：①肥胖；②患有心血管疾病如脑卒中、急性心肌梗死、心力衰竭等；③高龄；④吸烟每天25支以上；⑤使用中心静脉导管等因素。

9. 肺血栓栓塞症的临床表现有哪些？

（1）症状

①不明原因的呼吸困难：为肺血栓栓塞症（PTE）最多见的症状。

②胸痛：为胸膜炎性胸痛或心绞痛性胸痛。

③晕厥：为PTE的唯一或首发症状，表现为一过性晕厥。

④烦躁不安、惊恐甚至濒死感，由于严重的呼吸困难和剧烈胸痛引起，为肺血栓栓塞症的常见症状。

⑤咯血：常为小量咯血，咯血主要反映局部肺泡的血性渗出，并不意味着病情严重。

⑥咳嗽：早期为干咳或伴有少量白痰。

（2）体征

①呼吸系统症状：呼吸急促、发绀、肺部可闻及哮鸣音和（或）细湿啰音。

②循环系统症状：颈静脉充盈或异常搏动；心率加快；严重时可出现血压下降甚至休克。

③发热：多为低热。

④深静脉血栓形成的表现：可伴有患肢肿胀、周径增粗、疼痛或压痛、皮肤色素沉着和患肢易疲劳或肿胀加重。

10. 股骨头缺血性坏死术后并发肺血栓栓塞症的护理措施有哪些?

（1）股骨头缺血性疾病术后并发肺血栓栓塞症的卧位与休息：急性期绝对卧床休息2~3周，并避免下肢过度屈曲，保持大便通畅，避免用力，以防下肢血管内压力突然升高，避免腹压增加的因素，以防再栓塞。股骨头缺血性疾病的病人恢复期下肢适量活动或被动关节活动，避免按摩。

（2）保持氧气供需平衡：呼吸困难时根据缺氧程度选择适当的给氧方式和吸入流量。绝对卧床休息抬高床头，指导病人进行深慢呼吸、精神放松，以降低耗氧量。

（3）病情观察：密切观察病人呼吸血氧饱和度、动脉血气、血压、心率、意识状态、胸痛、动态心电的变化，出现异常及时通知医师。

（4）抗凝与溶栓治疗的护理：按医嘱及时、正确给予抗凝及溶栓制剂，监测疗效及不良反应，密切观察有无出血征向：如皮肤青紫、穿刺出血过多、血尿、腹部或背部疼痛、严重头痛、神志改变等。

（5）心理护理：给病人以安全感，鼓励病人充分表达自己的情感，患者临床上自觉症状减轻，均有不同程度的想下床活动的愿望，这时应使患者了解治疗期间后仍需卧床休息，以免栓子脱落，造成再栓塞。

吸烟者应劝其戒烟，卧床期间所有的外出检查均要平车接送。

11. 肺血栓栓塞症怎样预防？

（1）对于股骨头缺血性疾病术后的病人应鼓励其进行床上肢体活动，不能自主活动的病人需进行被动关节活动，不能活动的病人，将腿抬高至心脏水平。

（2）对于股骨头缺血性疾病的病人鼓励减肥、适当活动、避免不良嗜好（如戒酒、戒烟）。

（3）对于股骨头缺血性疾病的病人积极控制基础疾病如维持稳定的血压水平，避免高脂血症、糖尿病导致高凝状态等。

（4）对于股骨头缺血性疾病的术后恢复期的病人对于久坐超过6小时的，以及由于治疗或症状需要长期静坐者，指导患者要经常活动下肢和多饮水。

（5）对于股骨头缺血性疾病的术后恢复期的病人存在静脉血栓栓塞症危险因素的人群，指导其避免可能增加静脉血流淤滞的行为：如长时间保持坐位，跷二郎腿，穿束膝长筒袜，长时间站立不活动。

参 考 文 献

尤黎明，吴瑛.内科护理学.5版[M].北京：人民卫生出版社，2012.

（三）股骨头缺血性坏死合并神经系统疾病的护理

1. 缺血性股骨头坏死疾病与神经系统疾病的关系如何？

缺血性股骨头坏死疾病的患者卧床时间较其他疾病长，易造成下肢静脉微小血栓形成，而因某次活动时造成栓子脱落，发生脑栓塞。患者突然的体位变化或活动量增大，或突然的情绪变化易引起患者血压波动，如患者既往有高血压、心脏病、动脉粥样硬化等，则易引起脑卒中。

2. 何谓脑卒中？其主要临床症状和临床分型有哪些？

（1）脑卒中是指由于急性脑循环障碍所致的局限或全面性脑功能缺损综合征或称急性脑血管病事件。

（2）临床表现以猝然昏扑、不省人事或突然发生口眼歪斜、半身不遂、舌强言謇、智力障碍为主要特征。脑中风包括缺血性中风（短暂性脑缺血发作、动脉粥样硬化性血栓性脑梗塞、腔隙性脑梗塞、脑栓塞）、出血性中风（脑出血、蛛网膜下腔出血）、高血压脑病和血管性痴呆四大类。

（3）脑卒中分成两类：缺血性脑卒中，大约占所有脑卒中的80%，是指局部脑组织因血液循环障碍，缺血、缺氧而发生的软化坏死。主要是由于供应脑部血液的动脉出现粥样硬化和血栓形成,使管腔狭窄甚至闭塞,导致局灶性急性脑供血不足而发病;也有因异常物体(固体、液体、气体)沿血液循环进入脑动脉或供应脑血液循环的颈部动脉,造成血流阻断或血流量骤减而产生相应支配区域脑组织软化坏死者。前者称为动脉硬化性血栓形成性脑梗死,后者称为脑栓塞。出血性脑卒中,分为两种亚型:颅内出血(ICH)和蛛网膜下腔出血(SAH)。出血量决定了脑卒中的严重程度。出血性脑卒中的死亡率大大高于缺血性脑卒中。

3. 脑卒中的病因是什么?其危险因素有哪些?

(1)病因:脑出血性疾病常由高血压、脑内血管破裂、脑血管畸形、脑动脉瘤破裂所致。脑缺血性疾病多因血管壁损害、血液成分变化、血流动力学改变而发生。

(2)危险因素:通过流行病学的调查、分析,发现年龄、高血压、心脏病、动脉硬化相对危险度高,是脑血管病的重要危险因素。遗传、吸烟、饮酒、咸食等,对脑血管病的发生也有一定影响,近来有发现,糖尿病、高脂血症、卒中史、短暂性脑缺血发作(TIA)、口服避孕药、肥胖、高黏血症等都是脑血管病发生的危险因素。

4. 脑卒中的早期症状有哪些?

(1)一过性的单侧手足麻痹或者麻木。特别是脑梗死,可有一过性单侧手足麻痹、麻木,经数分钟或数十分钟,症状消失,可以称为短暂性脑缺血发作,是脑梗死的前兆。

(2)头痛、恶心等自觉症状频发。因头痛而发生脑卒中也不少,特别是蛛网膜下腔出血时,其特征是突然剧烈的头痛,多是像用球棒击打头部那样剧烈的疼痛,同时伴有恶心、呕吐, 过性意识不清。蛛网膜下腔出血所致头痛与平常头痛不同,持续头痛是其特征。

(3) 意识障碍。引起意识障碍时,可突然不说话或说些不合逻辑的事。闭目对呼叫能应答,但长时间不动,过去一看才发现意识丧失的情况也很多。意识障碍特别是在脑出血时,常出现,多数情况下症状随时间而变化,因此,了解意识障碍时间变化对病情非常重要。

(4) 语言障碍和手足麻痹。突然出现语调不流畅,说不出话等语言障碍,大多是由脑卒中引起的,另外,出现脑卒中的症状和单侧手足麻痹、持物坠落、单侧手足无力而摔倒等,要怀疑脑卒中,这些症状是人体发出的提示性警告,如果忽视它,就会犯下无法挽回的错误。

5. 脑卒中后观察要点是什么?

(1) 意识的观察:首先应了解刚发病时的意识状态,是清醒、嗜睡蒙眬、还是昏迷。定时呼唤病人,观察昏迷程度的变化,是由深转浅,还是由浅入深。注意昏迷时间的长短。

(2) 生命体征的观察:①体温:昏迷或偏瘫病人定时测腋下体温。注意体温的改变。②脉搏:注意脉搏的速率、节律、强弱及紧张度。脉率增快或减弱时要及时报告医生。③呼吸:观察呼吸的频率、节律和深浅,有无鼾音、双呼吸、叹息样呼吸等。④血压:血压可反映颅内和血管运动中枢的情况,急性颅内压增高时,常引起血压增高。

(3) 眼球位置及瞳孔的观察:观察眼球的位置是否位于中线,有无外斜视、内斜视、眼球分离等。观察瞳孔是否等大、等圆,对光反射是否存在,敏感还是迟钝。

(4) 癫痫的观察:观察抽搐的首发部位;抽搐持续时间,次数及间隔时间；发作时瞳孔对光反应是否存在；是否有大小便失禁，咬破唇舌等；是否有去大脑强直伴抽搐。

（5）肢体瘫痪的观察：观察瘫痪的时间、部位和瘫痪情况是发作性还是进行性。

（6）并发症的观察：有无脑疝、肺部感染、急性肺水肿等。

护理重点：尽力抢救生命，早期发现恶化的症状，注重康复治疗。尽量减少探视和不必要的搬动，以降低脑代谢，减少脑需氧量。发病48小时内禁食，以静脉输液维持营养或鼻饲。

6. 脑卒中的护理要点是什么？

（1）一般护理

①出血性脑血管病：绝对卧床，避免不必要的搬动，患者头部可放一轻枕，抬高15°～30°，以促进静脉回流，减轻脑水肿，降低颅内压。头偏向一侧，保持呼吸道通畅；在无呕吐、胃出血和呛咳时给予高蛋白、高维生素、低盐、低脂易消化的流食，必要时给予鼻饲；保持床铺平整，柔软，干燥，会阴部清洁，干燥，大便通畅，预防便秘。高热时给予物理降温。定时翻身，叩背，预防褥疮。

②缺血性脑血管病：为防止脑血流量减少，患者取平卧位，急性期病人需卧床休息，避免活动量过大，给予高蛋白，高维生素饮食，做好大、小便护理。预防褥疮和呼吸道感染，注意观察时结合体征及肢体瘫痪的进展程度。

（2）专科护理

①床下训练指导：出血性疾病不能直接由床上卧位到床下站位，而应由：床上平卧到半坐位→坐位→双腿放床边坐位→站立的过程。

站立，协助病人双足放平置于地面，两腿分开，与肩同宽，双手相应交叉尽量向前伸直，低头，弯腰，收腹，重心渐移向双下肢，协助人员双手拉病人肩关节协助病人站立；若病人患肢力量较弱不能踩实地面时，协助人员可以双膝抵住病人患肢膝关节，双足夹住患足，病人将双手置于协助人员腰部，以利于轻松站起，但病人不要用力拉扯其衣服，以防跌倒。站立时协助人员应注意站姿，教病人收腹，挺胸，抬头，放松肩，颈部肌肉，不要耸肩或抬肩，腹部伸直，伸髋，双下肢尽量伸直。

步行，行走前，下肢肌力先达四级，注意姿势，以免产生误用综合征。步幅均匀，频率适中，伸髋屈膝，先抬一足跟部，重心转移，另一脚跟亦先着地，重心又转移至后足，开始下一个步态同期。

日常生活动作训练，可指导病人进行进食，穿脱衣服，双手交替拍球，拨算珠，捡豆子等自理活动，以促进病人早日回归家庭和社会。

②语言训练：教会病人噘嘴，鼓眼，呲牙，弹舌等，每个动作5～10次，教病人学习发（pa，ta，ka）先单个连音重复，当病人能准确发音后，三个音连在一起重复发音，每日重复训练次数，直到训练好为止，语言训练是个复杂的过程，需病人、家属与医护人员共同努力，循序渐进，由音到词，由词到句，不能急于求成。

③吞咽训练：指导病人进清淡，少渣，软食为主，饮水量呛咳时，应尽量减少饮水，以汤汁代替。进食时抬高床头30°～45°，将食物尽量放在健侧部。

④心理护理：卒中病人因病程长，发病迅速，致残率高以至于引起病人忧郁，紧张，焦虑，烦躁，甚至轻生，这些不良的情绪刺激不但使病人在思想上产生消极对抗，使卒中病人失去锻炼的信心，而且对人体各系统产生影响，如使呼吸频率加快，神经功能失调，内分泌功能紊乱等。此时，医护人员应积极主动地给予病人心理疏导，安慰病人，消除不良情绪刺激。实践证明，不

良的情绪可引起大脑皮质兴奋,促使去甲肾上腺、肾上腺素及儿茶酚胺分泌增加,以至于全身小动脉出现收缩,心跳加快,血压升高,易导致再中风。而处于兴奋状态和良好情绪时,神经抑制解除,这时神经肌肉调节达到最佳状态,有利于肢体功能恢复。

7. 如何预防脑卒中的发生?

(1) 无法改变的脑卒中危险因素,如年龄、性别、遗传、地域,对于其他一些危险因素,采取有效的对策,预防脑卒中仍有可能。

(2) 通过改善日常生活习惯可预防的危险因素,如高血压、高胆固醇、酒精、肥胖、糖尿病、心脏病、精神紧张等。

(3) 不同危险因素相应的采取对策:①把握年龄、性别、遗传因素。②早期发现高血压并适当治疗。③平衡饮食。④适量饮酒、禁烟。⑤注意防止运动不足所致的肥胖。⑥治疗心脏病、糖尿病。⑦防止精神紧张等身心问题。

8. 老年脑卒中患者的饮食有哪些要求?

(1) 合理的膳食是预防和治病的重要环节。指导病人采取低热量、低脂、低盐饮食,但要摄入足够的优质蛋白、维生素、纤维素和微量元素。

(2) 脂肪摄入量每天应少于总热量的30%,其中饱和脂肪酸要求低于10%,胆固醇为100~300mg。

(3) 世界卫生组织建议,糖热比占58%,脂肪热比占30%,蛋白热比占12%较为适当,饮食过饱不利于健康。

(4) 霉变、熏烤的食品,咸鱼,生冷食品均不符合食品卫生要求。

9. 老年脑卒中患者急性期康复训练的内容是什么？

急性期应以抢救为主，在不影响抢救的前提下，主要通过护理、按摩、被动运动（切忌粗暴）及卧床时肢体应置于抗痉挛的体位等措施来预防褥疮、呼吸道感染、泌尿系感染、关节痉挛、变形（如肩关节半脱位、肩—手综合征、足下垂等）等并发症和继发性损害发生，训练中应包含患侧恢复和健侧代偿。

（1）床上训练：包括翻身和上下左右移动体位，腰背肌、腹肌及呼吸肌训练，上下肢活动（例如为端正骨盆，在床上进行单侧和双侧桥式运动）以及洗漱、穿衣、进餐、使用便器等日常生活活动训练。

（2）坐起和坐位平衡训练：先从半坐位（30°～40°）开始逐渐增加角度、次数和时间→从床上坐→床边坐→椅子或轮椅坐。

因患者坐位时，不能控制，常向患侧偏斜，接着应进行坐位平衡训练，从无依靠不能坐稳→躯干向不同方向摆动能坐稳→在他人一定外力推动下能坐稳。

（3）站立和站立平衡训练：先做站立准备活动（如坐位提腿踏步，患侧下肢肌力训练等，有条件可利用站立床训练），然后扶持站立→平衡杠间站立→徒手站立→站立平衡训练，要达到在他人一定外力推动下仍能保持站立平衡。

（4）步行训练：步行是偏瘫患者生活自理的重要一环。先做步行前准备活动（如扶持立位下患肢前后摆动、踏步、负重等）→扶持步行或平行杠间步行→扶拐步行→徒手步行。在步行训练中应强调，必须注意改善步态训练。

扶拐步行步态有三种：

①手拐先前伸着地，患足迈出，然后健足跟上。

②手拐先前伸着地，健足迈出，然后患足跟上。

③患足和手拐同时向前，然后健足再跟上→徒手步行。

(5) 上下台阶训练：开始应按健腿先上，患腿先下的原则进行训练。

(6) 复杂步态训练：如绕圈走，转换方向走，越过障碍走等。

(7) 上肢及手的功能对于患者生活自理和回归社会是非常重要的。一般大关节活动恢复较好，手精细动作恢复较慢，需要强化训练。

10. 老年脑卒中患者康复训练的原则和目的是什么？

(1) 原则：老年人体弱多病，易出现各种失用性改变，所以老年脑卒中病人的康复宜尽早开始，并以恢复自理能力为主要目标。

(2) 目的：基本目的在于恢复人体独立的功能，主要为恢复日常生活活动功能，而复工并不重要，故坚持康复治疗和训练，维持日常生活活动能力，尽量减少退化和保持其一定自主能力，是非常重要的。

11. 脑血管病的三级预防包括哪些内容？

(1) 一级预防：为发病前的预防，这是三级预防中最关键的一环。在社区人群中首先筛选上述可干预的危险因素，找出高危人群进行干预，即积极治疗相关疾病，如高血压、心血管病、糖尿病、高脂血症等；提倡合理饮食，适当运动；根据存在的各种危险因素，按照不同的严重程度，坚持治疗，坚持进行护理干预。

（2）二级预防：对短暂性脑缺血发作（TIA）、可逆性脑缺血发作（RIND）早期诊断，早期治疗，防止发展成为完全性脑卒中。

（3）三级预防：脑卒中发生后积极治疗，防治并发症，减少致残，提高病人的生活质量，预防复发。

参 考 文 献

[1] 贾建平，崔丽英，王伟，等.神经病学.6版[M].北京：人民卫生出版社，2011.
[2] 宁毅军，刘剑立，刘玉莹，等.老年疾病护理知识问答[M].北京：化学工业出版社，2007.
[3] 杨莘，王玲，常红，等.实用神经内科护理及技术.2版[M].北京：科学出版社，2010.
[4] 尤黎明，吴瑛.内科护理学.5版[M].北京：人民卫生出版社，2012.

（四）股骨头缺血性坏死合并泌尿系统疾病的护理

在治疗泌尿系统疾病过程中，常常使用激素，如肾病综合征、肾移植术后等。使用激素引起的股骨头缺血性坏死是近年来被公认的并发症，激素性股骨头缺血性坏死的发病率目前已超过了外伤所致的股骨头缺血性坏死，对患者的身心健康造成严重的影响。有大量报道激素能使脂肪代谢紊乱，引起高脂血症。①高血脂可使骨细胞脂肪变性坏死；②血管内脂肪栓塞造成骨的微细血管阻塞、骨缺血坏死；③激素引起骨质合成减少，钙吸收障碍，骨质疏松，最后导致股骨头缺血性坏死。因此股骨头缺血性坏死合并泌尿系统疾病的护理对于病人的康复非常重要。

1. 股骨头缺血性坏死合并慢性肾病的患者怎样预防进一步肾损害？

应尽量避免上呼吸道及其他部位的感染，特别是术后严密观察体温变化，以免加重甚至引起肾功能急剧恶化。应非常谨慎使用或避免使用肾毒性或易诱发肾功能损伤的药物，如氨基糖苷类及非类固醇类消炎药等。

2. 股骨头缺血性坏死术后的患者为何易并发尿路感染？

股骨头缺血性坏死术后需要卧床一段时间，由于病人抵抗力下降，女性患者尿道短而直，尿道口离肛门近易被细菌污染，个别患者怕排尿频繁尽量减少饮水量，因此易并发尿路感染。

3. 股骨头缺血性坏死术后的患者怎样预防尿路感染？

（1）多饮水、勤排尿是预防尿路感染的有效措施，每日饮水量在2500ml以上，尿量2000ml以上，达到冲洗尿路的目的，促进细菌和炎性分泌物排出，减轻尿路刺激症状。

（2）注意会阴部及肛周清洁，流水冲洗从会阴至肛门，使用棉质的内裤，洗后最好阳光暴晒。

(3) 营养均衡，增强机体抵抗力。

4. 为什么股骨头缺血性坏死的老年患者易出现夜尿增多？

正常成年人每天夜里排尿最多2次，排尿量通常不超过300～400ml，相当于全天尿量的1/4～1/3。大多情况下，过了40岁以后，肾小球和肾小管相继发生退行性变，数量减少，肾小动脉硬化，肾功能开始减退，肾脏浓缩功能下降，从而出现昼夜排尿规律的紊乱，造成老年人的夜尿增多。

5. 股骨头缺血性坏死伴肾性水肿患者有何临床特点？

(1) 肾炎性水肿：主要是指肾小球滤过率下降，而肾小管重吸收能力相对正常，造成球-管失衡导致水钠潴留而产生水肿。多从颜面部开始，重者可波及全身，指压凹陷不明显。

(2) 肾病性水肿：主要指长期大量蛋白尿造成血浆蛋白减少，血浆胶体渗透压降低，液体从血管内进入组织间隙，产生水肿。肾病性水肿一般较严重，多从下肢部位开始，常为全身性、体位性和凹陷性。

6. 股骨头缺血性坏死伴急性肾炎患者为什么会发生高血压?

(1) 钠水潴留:由于各种原因引起钠水潴留,使血容量增加,引起容量依赖性高血压。
(2) 肾素分泌过多:肾实质缺血刺激肾素-血管紧张素分泌增加,小动脉收缩,外周阻力增加,引起肾素依赖性高血压。
(3) 肾实质损害后肾内降压物质分泌减少。

7. 股骨头缺血性坏死患者伴慢性肾衰竭5期各系统会出现哪些症状?

(1) 消化系统:厌食,恶心,呕吐,出血和溃疡。
(2) 血液系统:贫血,血小板功能和凝血机制异常。
(3) 心血管系统:心肌损害,高血压,钠水潴留,心力衰竭。
(4) 神经精神系统:乏力,注意力不集中,精神改变或精神异常。
(5) 皮肤:瘙痒,色素沉着。
(6) 骨骼系统:甲状旁腺功能亢进症,肾性骨病。

8. 股骨头缺血性坏死伴慢性肾衰竭患者为什么会并发心力衰竭?

心力衰竭是CRF的严重并发症和重要死因,CRF的心力衰竭是多种因素作用的结果,包括:

(1) 血容量过多：CRF时血容量增加，左心室舒张末期容量、心搏出量及心排血量增加，当心功能不能代偿即可出现左室功能减退并导致心功能衰竭。

(2) 高血压：长期高血压使心脏负荷过重，引起心室壁肥厚，心脏扩大，久之引起心功能衰竭。尿毒症时血浆儿茶酚胺浓度升高，其升高程度与心功能衰竭发生密切相连。此外，由于高血压又加速了动脉粥样硬化的进展，促使发生心功能衰竭。

(3) 尿毒症毒素的作用：有害的代谢产物蓄积在体内，毒素抑制心肌引起心肌病变，导致心肌功能减退和心功能衰竭。

(4) 电解质代谢紊乱及酸中毒：因电解质紊乱使心肌电及心肌兴奋性改变，从而导致心律紊乱和心功能衰竭。

(5) 肾性贫血：患者长期贫血使心肌缺氧，心肌功能减退。由于机体代偿使心率加快，心排血量增加，日久心脏因负荷过重、心肌缺氧可导致心功能衰竭。

(6) 透析用动静脉瘘：因动静脉血分流量大，加重心脏负荷，久之可导致心功能衰竭。

(7) 动脉粥样硬化：CRF并发的高血压及透析后发生的高脂血症，均可加速动脉粥样硬化的进展，使死亡率增高；在透析过程中常因心肌梗死而死亡。

(8) 免疫力低下：尿毒症时免疫力低下易引起感染，并引起感染后心肌炎或心包炎从而导致心功能衰竭。

9. 股骨头缺血性坏死伴慢性肾衰竭患者并发贫血的原因是什么？

主要是由于红细胞生成素减少、毒素抑制骨髓、铁摄入不足、营养不良、红细胞寿命缩短、慢性失血感染、叶酸缺乏等原因。

10. 股骨头缺血性坏死伴慢性肾衰竭患者并发贫血怎样治疗?

(1) EPO的应用:EPO可刺激骨髓造血功能,使红细胞增生分化而改善贫血。

(2) 补充叶酸、铁剂。

(3) 输血:严重贫血、血红蛋白低于50g/L并伴心绞痛或严重感染者可少量输血或红细胞悬液,以尽快纠正贫血所致的缺氧状态。

(4) 充分透析:充分透析可清除毒性物质,增加患者食欲,改善全身营养状态,增加骨髓对EPO(促红细胞生成素)的反应性,减少红细胞的自溶。

11. 股骨头缺血性坏死伴慢性肾衰竭患者怎样保护皮肤?

慢性肾衰竭患者因尿素霜沉积对皮肤的刺激,尿毒症期可由于磷的升高,引起患者瘙痒不适,严重者夜不能寐,患者易抓破皮肤引起感染。特别是股骨头缺血性坏死的患者术后活动受限,应注意保持皮肤清洁,用温水擦洗皮肤,忌用肥皂和酒精擦拭,干燥的皮肤可使用橄榄油涂抹,勤换衣物,保持床单位整洁,严重水肿者可用软枕抬高受压的部位,预防压疮。

12. 股骨头缺血性坏死伴尿毒症血液透析患者出现失衡综合征，其原因及表现有哪些？

失衡综合征是指透析中或透析结束后不久出现的以神经精神症状为主的临床综合征，多发生于患者刚进入血液透析时。

（1）主要原因：血液透析使血液中的毒素浓度迅速下降较慢，以致脑脊液的渗透压高于血液的渗透压，水分由血液进入脑脊液中形成脑水肿，导致颅内压增高。

（2）主要表现：头痛、恶心、呕吐、躁动，重者表现抽搐、昏迷。

13. 什么是股骨头缺血性坏死伴慢性肾病的营养治疗？

营养治疗不是简单的补充营养，它是慢性肾病的重要治疗手段之一，能够根据疾病特点，给患者制订各种不同的膳食配方，达到缓解症状，改善营养状况，延缓慢性肾病的进展，提高生活质量等功效。

14. 股骨头缺血性坏死伴慢性肾病营养治疗作用机制是什么？

提供优质蛋白（少而精），减少肾单位负担；减轻蛋白尿；改善钙磷代谢，纠正继发性甲旁亢；减少酸性代谢产物，缓解酸血症。

15. 股骨头缺血性坏死伴慢性肾病的患者为什么要采用低蛋白饮食？

股骨头缺血性坏死当伴有慢性肾病时，肾排泄代谢废物的能力大大减退，于是蛋白质分解产物会蓄积在血液中，成为尿毒症毒素，低蛋白饮食可以减少这些代谢毒物的生成和蓄积。所以，低蛋白饮食治疗是慢性肾病非透析治疗的重要手段。

16. 股骨头缺血性坏死伴慢性肾病患者低蛋白饮食标准是什么？

股骨头缺血性坏死伴慢性肾病患者一、二期可正常饮食；三期为0.8g/（kg·d）；四期为0.6g/（kg·d）；五期为0.4~0.6g/（kg·d）；透析病人为1.0~1.2g/（kg·d）。其中60%~70%为优质蛋白。

17. 食物蛋白质的含量是多少？

50g主食=4g蛋白质
500g青菜=5g蛋白质
1个鸡蛋=8g蛋白质
1袋（250ml）奶=8g蛋白质
50g肉类（生重）=9g蛋白质
25g豆=9g蛋白质
25g干果=7g蛋白质
1个中等大小水果=1g蛋白质

18. 股骨头缺血性坏死伴慢性肾病患者如何掌握水的摄入？

未透析的患者应根据水肿的程度及尿量决定水的摄入量，轻度水肿者适当降低饮水量即可；少尿及水肿严重者需要进无盐饮食，严格控制入水量，入量遵循"量入为出"的原则。24小时总入量原则：前一日尿量+500ml；透析患者入量原则：前一日尿量+超滤量+500ml。

19. 食物含水量是多少？

含水100%：鲜奶、饮料、茶水、水。
含水90%以上：粥、汤、豆腐、新鲜蔬菜和水果。
80%±：酸奶、冰激凌、稠粥。
70%±：米饭、薯类、新鲜鱼虾、肉、蛋、豆腐干、摊饼。
30%±：馒头、饼、面包、火烧、面条、各种肉类熟食、粉丝、腐竹、点心、干货（做熟）。

20. 股骨头缺血性坏死伴慢性肾病患者药物服用有什么特点？

开同：用餐期间整片吞服，主要是降低尿素氮，它被人体吸收后，能与含氮的废物（尿素氮）结合，转化为人体需要的氨基酸，达到"变废为宝"的目的。

钙剂：CKD5期患者或透析患者往往高磷，高磷使骨质脱钙，导致骨质变得脆弱，因此往往使用钙剂，如补钙，应餐后服用；如降磷应餐中服用，否则将无效。主要作用是和食物中的磷结合，一般来说，蛋白质含量高的食物磷含量相对较高，这些食物包括鱼、蛋、奶、海产品、坚果等。

药用炭：主要是降低肌酐、尿酸等作用，一般是空腹服用，同时注意有无便秘。

铁剂：铁能够促进红细胞的合成，改善贫血，同时服用钙剂时必须间隔2小时以上，因为它们相互结合而不能发挥药效，服药同时不能饮茶，否则降低药效，最好两餐之间服用铁剂。

参 考 文 献

[1] 赵明辉.内科学.8版[M].北京：人民卫生出版社，2014.
[2] 郭兆安.肾炎尿毒症防治560问[M].北京：中国中医药出版社，1998.
[3] 陈峥.健康大百科老年篇[M].北京：人民卫生出版社，2012.

（五）股骨头缺血性坏死合并循环系统疾病的护理

1. 血液是怎样循环的？

当心脏跳动时，它收缩并将血液注入血管系统中。血液也被注入肺，在肺中吸取氧和释出二氧化碳。心脏和血管称为心血管系统或循环系统。

血液从心脏泵出后进入称为动脉的血管，最后从静脉的血管回到心脏。离你的心脏最近的血管约有拇指那么粗，但当它们离开心脏进入身体的不同部位时，会像树那样分成分枝，并逐渐变得更小。最小的动脉称为小动脉，然后再分成甚至更小的血管，称为毛细血管。然后血液经过毛细血管进入最小的静脉或小静脉，通向更大的静脉，将血液送回心脏。

2. 血压的形成原理及正常值是多少？

当心脏收缩时，血液被压出并推到动脉壁上，引起动脉扩张。血液推到动脉壁上的力量的量度称为收缩血压。心脏在收缩后便舒张，血管弹回，在这一点上的测定值为舒张血压。每人的血压一天内和不同天都有升有降。如果神经过敏或心烦意乱，血压会上升，如果安静和放松，血压一定下降。

成年人的平均正常血压为120/80mmHg。当反复测定时血压保持在或高于140/90mmHg则认为是血压增高。血压的测定得出2个数。第1个数是收缩压，第2个数是舒张压。两种压力都以毫米汞柱测定（mmHg），例如可以表示为140/90就说成高压140低压90。

3. 医师是怎样诊断高血压的？

在某些情况下血压的升和降是正常的，在一天中和不同天中血压可能升高和下降多次。它也可受其他因素的影响，例如你是安静还是紧张不安，身体是放松还是在运动。每一个手臂的血压也可能稍有不同。

一般不能根据一次测定来诊断高血压。经非同日三次测量（一般间隔2周），收缩压≥140mmHg和（或）舒张压≥90mmHg就考虑诊为高血压。

4. 高血压是怎样发生的？

高血压的发病机制目前还不完全清楚，一般认为主要环节在于小动脉痉挛，是外周阻力增加，血压升高。各种外界或内在不良刺激，可使皮质和皮质下中枢相互调节作用失调，表现为交感神经兴奋性增高，引起全身小动脉痉挛以致血压升高，当肾缺血时，肾小球旁细胞分泌肾素增多。增加血容量及钠潴留，进而使血管对加压物质的敏感性增加，小动脉更易痉挛。丘脑下部的兴奋，还可通过脑垂体分泌，进一步促使血压升高，小动脉硬化，特别是肾小动脉硬化可引起或加重肾缺血，肾缺血又进一步加重全身小动脉痉挛，这种因果交替，相互影响，进而促使高血压的发展。

5. 患高血压与哪些因素有关？

（1）家庭史：某些家庭有对高血压易感的倾向。如果双亲都有高血压，他们的子女发生高血压的危险高。

（2）年龄：虽然本病在老年人中更常见，但任何年龄都可发病。64岁以上的人中，近一半有高血压，通常在35-50岁时首次被检出。

（3）性别：在50岁以前，男子比妇女得高血压更多。在50岁时发生率约相等，但到55-60岁是妇女患本病较多。

（4）体重：在超重的人中高血压发生率要高得多，体重减轻可能伴有血压降低。

（5）盐：虽然盐有调节血压的功能，它在高血压的发生中可能起的作用还不清楚。有发生高血压倾向的人如果吃含盐很多的食物，更可能得高血压。

（6）紧张：虽然还没有肯定的证明，有些医学研究报告高血压与紧张有一定联系。

（7）与高血压有关的其他因素或情况有：身体不活动、饮酒、糖尿病和吸烟。

6. 股骨头缺血性坏死患者为什么需要做血管超声?

超声检查在部分患者中是必须进行的检查项目,它具有检出率高、费用低的优势,可排除血管的损伤。另外,由于下肢骨折患者需长期卧床,检测血管内血流情况和排除血栓的形成,也是超声的强项。

7. 股骨头缺血性坏死发生后,血压会发生什么样的变化?

由于股骨头缺血性坏死发生引起的疼痛,疼痛刺激会引起身体多种激素的释放,因此部分患者会出现血压升高的表现,高血压患者会因此血压升得更高,更难以控制稳定。

8. 股骨头缺血性坏死患者术前是否需要调整高血压用药?

既往患有高血压的慢性内科疾病的患者,大多不需调整用药,更不可随意停药,因为停药后血压过高,围手术期波动过大,容易诱发心脑血管意外,并且手术中出血较多。

9. 股骨头缺血性坏死合并的高血压有哪些并发症?

高血压并发症主要是大小血管的病变。心、脑、肾等器官是高血压的损害对象,在医学上被称为高血压的靶器官。

(1) 心:高血压病可以引起心肌肥厚及心力衰竭,还可以引起心绞痛及心肌梗死,长期的高血压病还会使心室扩张,形成高血压心脏病。

(2) 脑:高血压病可以引起脑动脉硬化,最后引起脑卒中,包括脑梗死和脑出血。

(3) 肾:高血压病可以引起肾动脉硬化,影响肾功能,甚至会导致尿毒症。

以上这些疾病,在早期可以没有任何症状。高血压病患者一旦出现这些靶器官的损害,即为高血压病3期。

10. 股骨头缺血性坏死合并高血压为什么要积极进行降血压治疗?

即使你"感到很好",也应该治疗你的高血压,并要控制血压,这是很重要的。如果你的高血压没有得到控制,很可能要越来越高,血压越高,越可能要发生严重并发症,如心肌梗死,心力衰竭,中风和肾功能衰竭。因此,控制血压的最重要原因是减少发生更严重甚至致死性并发症的危险。

11. 动脉粥样硬化对股骨头缺血性坏死合并循环系统疾病的危害有哪些?

正常血管的内壁是光滑而柔韧的,血液流经它们将氧和其他营养素带给身体的不同部分。当人变老时,带入血中的脂肪和其他物质聚积成血管壁上的沉积物,称为斑块。这就是大家知道的动脉粥样硬化或动脉硬化。当这些沉积物增大时,血管内的通道变窄或阻塞。

动脉粥样硬化是一种慢慢发展的病,可能在儿童期就开始。体内任何动脉中斑块的形成常需要几年,动脉粥样硬化可导致多种循环问题。由动脉粥样硬化引起的两个主要问题是心肌梗死和卒中。

当冠状动脉中发生动脉粥样硬化时,则特别可能是一个严重的问题。如果在这些动脉内形成斑块,血液不能到达心脏,心肌可能缺氧。当动脉粥样硬化涉及一条或多条冠状动脉时,称为冠状动脉病。

冠状动脉病是心绞痛(心脏病引起的胸痛)和心肌梗死(心脏病发作)等严重心脏问题的最主要原因。心绞痛是在心脏暂时不能得到足够氧时发生。心肌梗死是当心肌有一段时间得到很少或得不到氧时发生。失去氧供应的那部分心肌受到永久性损伤,在这部分中的心肌细胞死亡。

12. 股骨头缺血性坏死发生后会诱发冠心病吗?

股骨头缺血性坏死发生后伴随疼痛症状,疼痛与原发性高血压、冠心病、心律失常发生密切相关。交感-肾上腺髓质系统兴奋，下丘脑-垂体-肾上腺皮质激素轴的激活参与高血压的发病；糖皮质激素持续升高可使胆固醇升高，也可使平滑肌细胞内钠水潴留，使平滑肌细胞对升高因素更敏感。心律失常与情绪应激有着密切的关系。在心血管急性事件中，心理情绪应激已被认为是一个"扳机"，成为触发急性心肌梗死、心源性猝死的重要诱因。

13. 股骨头缺血性坏死判断是否合并循环系统疾病医师问诊和检查有哪些？

你是否有以下症状，如虚弱、鼻出血、头晕、头痛、胸痛、心悸，以及其他可能与高血压有关或可能没有关系的症状。

（1）是否吃过什么药，如感冒/咳嗽药，减肥药，避孕药，或任何可能影响血压的药。

（2）家中其他成员是否曾治疗过高血压，肾脏疾病，心脏问题，中风或其他有关疾病。

（3）你的工作、家庭关系、习惯、饮食、全身状态，或任何其他可能的因素是否可能对你的血压有不良影响。

（4）还要检查你的体重，取血液和尿标本作某些化验，要做心电图和胸部X线检查。这些检查有助于评定高血压对心脏的影响。

14. 股骨头缺血性坏死患者合并高血压会有哪些症状？

患者除股骨头缺血性坏死相关症状外，部分患者关于高血压通常没有前兆体征或症状，即使血压异常高，你也不会"感知"血压，少数人可能有症状，如头晕，鼻出血或头痛，这些是高血压的症状，但也可能是由于其他医学问题。大多数人在由卫生人员测血压以前不知道血压增高。

高血压的症状因人而异，早期可能无症状或症状不明显，仅仅会在劳累、精神紧张、情绪波动后发生血压升高，并在休息后恢复正常。随着病程延长，血压明显持续升高，逐渐会出现各种症状，此时被称为缓进型高血压。

缓进型高血压常见的临床症状有头痛、头晕、注意力不集中、记忆力减退、肢体麻木、夜尿增多、心悸、胸闷、乏力等。部分症状不适由高血压直接引起的，而是高级神经功能失调所致。

头晕和头痛是高血压最多见的脑部症状，大部分患者表现为持续性沉闷不适感，经常头晕可妨碍思考，降低工作效率，注意力不集中，记忆力下降，尤以近期记忆力减退为甚。长期的高血压导致供血不足，也是引起头晕的原因之一。有些长期血压增高的患者对较高的血压已适应，当服降压药将血压降至正常时，也会因脑血管调节的不适应产生头晕。当血压降得太低，有时也会感到头晕，这与脑供血不足有关。头痛可表现为持续性钝痛或搏动性胀痛，甚至有时引起恶心、呕吐，多数血压突然升高使头部血管反射性强烈收缩所致，疼痛的部位可在两侧太阳穴或后脑。出现胸闷、心悸，意味着患者的心脏受到了高血压的影响，血压长期升高使左心室扩张或者心肌肥厚，这都导致心脏的负担加重，进而发生心肌缺血和心律失常，患者就会感到胸闷、心悸。

另外由于脑神经功能紊乱，可出现烦躁、心悸、失眠、易激动等症状；全身小动脉痉挛及肢体肌肉供血不足，可导致肢体麻木，颈背肌肉紧张、酸痛；原来鼻中隔部位血管存在缺陷的患者易发生鼻出血。

15. 股骨头缺血性坏死合并循环系统疾病患者,一天中血压有没有很大变化?

一天24小时称为昼夜周期,在此期间,不但血压行节律性变化,而且心脏和血液循环及血液凝固系统的其他部分也有这种变化。

与大多数人相同,在正常情况下,血压趋向于在晚上降低,然后在清晨增高。高血压的人也有这些变化,但血压水平较高。许多专家认为,血压在清晨增高可能是心脏病发作和其他严重心脏问题常在清晨发生的一个原因。但要证实此关系还需要作进一步研究。

因此,应尽可能每天24小时都控制你的高血压,这是很重要的。

16. 股骨头缺血性坏死合并高血压患者,引起高血压的原因及高血压的分类有哪些?

很遗憾,目前还没有人知道90%以上的高血压病例是什么引起的。但几乎所有这种病例的高血压都能治疗。

原因不知的高血压,称为原发性高血压。

不到10%的高血压病例是知道原因的,这种情况称为继发性高血压。继发性高血压的原因包括某些肾脏和血管病,激素紊乱和出生缺陷。某些病例可以用外科手术纠正或用药物控制。其他原因可能是由于某些药。这种病例在药物剂量减低或停药时血压会恢复正常。

17. 股骨头缺血性坏死合并高血压患者，应如何制订个性化的运动方案？

在股骨头缺血性坏死治疗恢复期，合并高血压者要根据自己的情况，选择适宜的运动量，因为运动量太小，达不到预期的目的，运动量太大，又容易使血压升高，甚至造成不良的后果。要掌握循序渐进的原则，持之以恒，坚持锻炼，绝不可半途而废，刚开始运动量要小一些，以后逐渐增加，以不疲劳、锻炼后轻松舒适为宜，禁止剧烈运动，避免身体骤然前倾、后仰和低头等。在采用运动疗法进行锻炼前，要了解健康状况，做好身体检查，排除隐患之痼疾，同时要注意自我医疗监护，防止意外事故的发生。高血压已经发生心、脑、肾并发症的，如已经合并有高血压性心脏病、冠心病，且病情未稳定者，暂时不宜运动；病情已稳定者，需严格控制运动量，自我感觉不适的时候暂时不运动。

18. 为什么股骨头缺血性坏死合并高血压降压那么重要？

虽然你不治疗也感到很好，但治疗高血压的最重要理由是预防它的严重后果。你或许患高血压15～20年后才出现症状，但可能已对你体内生命重要器官造成某些永久性损伤。根据统计，即使轻度高血压也能缩短你的寿命。有高血压的人更可能发生心肌梗死、卒中、肾功能衰竭和腿部及眼睛中血管损伤。

19. 股骨头缺血性坏死合并循环系统疾病，血压升高的危险因素是什么？

两种危险因素，一种是永久而不能改变的，另一种可以改变或消除。

（1）永久的或不能改变的因素为：对高血压和心脏病遗传的易感性。

①男性；有糖尿病。

②超过40岁。

虽然你肯定不能改变或消除任何上述危险因素，然而有些可由你和你的医师来帮助改善，以维护你的健康。

（2）可改变的危险因素包括：

①高血压。

②吸烟。

③你的血液中胆固醇含量高。

④超重。

⑤神经过分紧张和紧张状态。

应当知道，如果有几个，甚至全部上述危险因素，也不一定发展为严重的心血管病。但重要的是，如果你有某些危险因素，得严重心血管病的机会要高得多。

20. 股骨头缺血性坏死患者血中脂类含量与心血管病发生有何关系？

在正常情况下，血压趋向于在晚上降低，然后使在血中循环的脂类（脂肪）的量发生可能有害的改变，医学统计表明，冠心病在吸烟者中比不吸烟者中更为常见，而且更严重，吸烟者更可能有心脏病发作，而且往往更难以恢复。

某几种脂肪物质是在体内形成的，在正常情况下进入血流。它们称为脂类，其中的一种是胆固醇，它也存在于许多食物中。吃高胆固醇食物可增加体内的胆固醇含量。虽然身体需要一定量的胆固醇和其他脂类。然而过量的脂类可引起问题。当它们通过血流流动时，可能黏在动脉壁上。统计表明，血中胆固醇水平高是动脉粥样硬化的主要原因，血中胆固醇水平越高，越可能发生心血管病。

21. 股骨头缺血性坏死合并循环系统疾病患者功能锻炼有什么意义？

长期卧床病人，肌肉由于没有舒缩运动，血循环会变慢，使组织的新陈代谢降低，伤病的愈合过程延长，由于创伤出血本身的损害，血液在受损的血管内缓慢流动时容易形成血凝块，称为"血栓"。功能锻炼可以促进血液循环，预防血栓形成。

22. 股骨头缺血性坏死合并高血压患者，什么时间服用降压药物最合理？

与所有高血压患者一样，人在生物钟的作用下，血压24小时内也有所不同。通常在清晨醒后血压持续上升，上午8-10时达最高峰，随后逐渐下降，下午3-6时稍有波动。人在入睡后，机体大部分处于休息状态，新陈代谢慢，血压也相应下降，午后至觉醒前血压最低，血流缓慢，脑组织供血不足，血液中的某些凝血物质如血小板、纤维蛋白原等，也极易黏附在血管内膜上，聚集成凝块，特别是老年人有动脉粥样硬化时，血管内膜粗糙，则更易形成栓子，阻塞脑血管，发生脑梗死，所以，脑梗死发病以清晨为多。由此不难看出，传统的1日3次服用降压药不尽合理，而晚间尤其在睡前服用降压药更危险。如果能合理地选择服药时间，可加强药物的效果；反之，若不注意服药的剂量、时间等因素，可能会给患者带来不必要的麻烦。

选择长效的降压药物，适宜于晨起后顿服，一般不主张夜间人体血压水平较低，大多数药物的降压效应在服药后的2～6小时后出现，故夜间服药可能导致血压过度降低。

选择普通制剂的降压药物，除按时、按次服用外，最后一次的服药时间应该适当提前，而不应在入睡前服用。

另外，长效型中的控释片和缓释片，由于制作工艺的要求，在服用时应该整体吞服，而不能咀嚼或碾碎，这样将破坏其控释或缓释的功能，成为普通制剂，不能达到缓慢释放的效果。

23. 股骨头缺血性坏死合并高血压患者，为何提倡使用长效降压药物？

在抗高血压的药物中，长效药物是指那些降压谷峰比值在60%以上、每天服用一次控释片和缓释片。这些长效制剂之所以目前处于世界领先而得到推荐使用，优势在于：

（1）一天一次，服用方便，提高了病人的依从性。

（2）无论是哪一种类型的长效制剂，均是使药物成分在人体中缓慢、均衡的释放，使24小时的降压趋于平缓。

（3）长效制剂可避免"清晨高危期"的危害。

（4）长效制剂可避免夜晚熟睡时脑血管危险期。

需要注意的是，有些药物本身并不是长效制剂，但也宣传可以一天服用一次，对于患者来说，简单的检验办法就是清晨服药之前，监测血压是否得到有效的控制。

24. 股骨头缺血性坏死合并高血压患者常用哪些药来控制血压？

（1）利尿药：它们减少血液中循环的液体量，因而降低动脉中的压力。如果你的医师给你开了利尿药的处方，你可能需要比平常尿得更频繁，至少几天都是这样，不同类型的利尿药怎样起作用和作用多快是不同的。利尿药治疗可能减少你血液中钾的量，所以你的医师可能需要给你补充钾。因此，如果你服用利尿药（单独用或与其他药一起用），重要的是要去你的医师那里做定期检查，这样他可以评价治疗效果和确定是否维持治疗还是变更。

（2）β受体阻断剂和α受体阻断剂：与血压有关和影响血压的两个因素是心肌收缩力和血管的情况。用β受体阻断剂来降低血压，是因为它们阻断来自某些类型神经的信号，这些神经刺激引起心率和心脏收缩力的机制。阻断这种信号后使正在泵出的血液的压力降低，因而降低血压。α受体阻断剂阻断另一些类型的神经信号，这些信号引起血管收缩和变窄。因此，这类药通过使血管放松和变宽让血液通过血管时阻力和压力减小而降低血压。

（3）血管紧张素转化酶（ACE）抑制剂：是用来降低血压的新药，ACE抑制剂减少或抑制身体产生一种称为血管紧张素的物质。血管紧张素转化酶引起血管变窄，通过抑制这种物质的生产，血管舒张，使血液更易流动和降低压力。

（4）钙拮抗药：也是用于治疗高血压的药。它们的作用主要是阻断钙进入血管细胞。当细胞中的钙达到一定水平时，它在血管的收缩或变窄过程中起作用。因此，钙拮抗药通过扩张血管而降低血压，使它更易于供更多的血液流过循环系统。

由于钙拮抗药使血和氧易于流经冠状动脉的方法不同于ACE抑制药，它们也用于治疗心绞痛和与血液循环和氧不足有关的情况等心脏问题。

25. 股骨头缺血性坏死合并高血压患者用一种药物降压效果不理想怎么办？

如果你有高血压，给你开的一种或几种药要取决于你的情况和其他因素。医师们常开始用一种药的小剂量治疗，并在一个短时期后看你的反应。

然后可能增加剂量，或者如果在一定时间内没有达到预期的降压效果，或如果原来的药引起过多不良反应，则可能开给你另一种药。如果这种方法没有达到希望的效果，则可能增加第二种，或者有时甚至增加第三种药。待你的血压已控制在安全范围内后，医师可能对你的药量改变，使治疗更容易并对你更方便。

理想的目标是用最低有效剂量和最少的药来降低并持续控制血压，且没有引起更多的不良反应。

26. 股骨头缺血性坏死合并高血压患者如何对待常见降压药物不良反应？

(1) 大多数治疗高血压的药可能产生某些不良反应，但许多是轻微而短暂的，或甚至不显而易见。

(2) 有些人在刚有甚至很轻微的不良反应时就停止治疗。停止治疗可能是危险的，因为高血压可能引起你体内对生命重要的器官的永久性损伤。因此，重要的是，你应了解为什么可能发生不良反应，以及如何使不良反应避免发生或减轻到几乎感觉不到，使你能继续治疗。

(3) 降压药的许多不良反应，在治疗开始后几天内、当你的身体习惯于可能发生的改变时消失。

(4) 如果不良反应继续存在，可以通过降低剂量或换用另一种药来减轻或完全消除。将你可能经受的不良反应告诉你的医师，并让医师决定最好的处理步骤。

(5) 降压药可能在某些患者中起作用太快，特别在治疗开始时，血压突然降低可能使患者感到头晕或晕厥。这可能只在第1剂后和在他们的身体调整到较低血压前发生。

(6) 可能发生疲惫、鼻塞和口干等其他较轻的不良反应，但一般在治疗几天后消失。

(7) 某些药引起的其他类型的不良反应为心境改变，抑郁，肌肉不适或腿痉挛，性欲减退，脚踝肿，咳嗽和头痛。

正如前面所述，可能由降压药引起的大多数不良反应可通过改变剂量或药物来避免，但不可随意停药。

27. 股骨头缺血性坏死合并高血压患者为什么要限钠补钾？

食盐与高血压之间的关系，已为医学研究证实，确凿无疑。我国北方人"口味重"，平均每人每天摄盐15g，南方人口味偏淡，摄盐也达7~8g，都超过世界卫生组织建议的每天适宜摄入量3~5g。近年来，我国高血压发病率居高不下，与此不无关系。我国居民的饮食结构特点除了高钠还有低钾，这对高血压可谓是雪上加霜。研究发现，钾盐可以对抗钠盐的升血压和损伤血管的有害作用，低钾则成为高盐的"帮凶"。因此，防治高血压，在饮食上需限钠补钾。

28. 为什么股骨头缺血性坏死发生后还需要使用抗凝药？

股骨头缺血性坏死后血管内可能形成血栓，栓子脱落随血液循环，易造成深部静脉血栓塞或肺栓塞而危及患者生命，抗凝药可防止血栓形成，但长期使用抗凝药还会形成骨质疏松和自发性骨折，因此要严格遵医嘱用药。

29. 股骨头缺血性坏死合并循环系统疾病在手术过程中是否易发生心血管事件？

由于手术会造成损伤、出血等，术后可能出现各种并发症，心血管意外多见于原有心脏病或动脉硬化代偿功能较差的患者，既往无心脏病或动脉硬化患者风险较低。

30. 股骨头缺血性坏死合并循环系统疾病，应怎样改变饮食习惯？

(1) 对你应该逐周逐月减少多少体重确定切合实际的目标。
(2) 有些食物可能似乎乏味或不大可口，特别是在限制盐摄入的早期,但过了一段时间,许多人声称他们的食物不加盐更好吃。也有无钠的盐代用品,经医师同意也可使用。

(3) 食物中的某些胆固醇和其他脂肪对供应能量和保证健康是必要的,但对饮食中的脂肪量和种类应加以控制,因为脂肪量会影响体重,而吃的脂肪种类会影响胆固醇水平。

(4) 除胆固醇外,食物中有两种其他的脂肪可改变血中的胆固醇水平。一种是饱和脂肪(存在于肉、黄油、人造黄油,甚至某些植物油),可增高血中胆固醇水平;另一种是不饱和脂肪(例如,在玉米油、橄榄油和鱼油中的脂肪),可帮助降低血中胆固醇。

31. 股骨头缺血性坏死合并循环系统疾病者应避免哪些食物摄入?

(1) 避免吃高胆固醇食物,如蛋黄、肥肉和内脏等(肝和肾)。

(2) 避免或减少吃饱和脂肪含量高的食物,包括动物和奶制品,如肉、奶油、奶酪和黄油。

(3) 在饮食中要有含不饱和脂肪的食物,包括植物产品,如玉米油、豆油和其他植物,但不是椰子油或棕榈油,因为它们含饱和脂肪较多。

32. 戒烟对股骨头缺血性坏死合并循环系统疾病有何益处?

吸烟引起血管变窄,这样趋向于增高血压,但在你停止吸烟后不久,你的心脏和肺的功能就会改善,你的全身也会得到好处。虽然许多长期吸烟者认为停止吸烟也不会有帮助,因为已经有了许多损伤,但他们错了。在你停止吸烟后一年,你的心肌梗死的额外危险会降低几乎50%,因其他病死亡的危险性也随时间而降低。不管你是什么年龄或你已吸了多长时间的烟,现在停止吸烟可改善你的全身健康和增加你的寿命。

33. 股骨头缺血性坏死合并冠心病患者运动是否有帮助?

对运动在预防心脏病和减少心脏病死亡中起的作用有争论。许多医师认为运动少或不运动的人及身体不适的人可能更容易有心肌梗死,并且病后恢复也较慢。

但通过按照由医师或其他适当的专家建议的计划经常运动,则:

(1)心脏会更有效地泵血,循环会改善,血压可能会降低。

(2)血液胆固醇和其他脂类的水平可能会改善,因而可能延缓动脉粥样硬化的发展。

(3)体力和肌肉紧张度会改善,因而会较不易疲劳而能做更多的事。

(4)精神状态会改善,使患者更好地处理精神紧张,更容易放松和睡得更好。

(5)体重可更易通过合理的适当饮食来控制。

34. 股骨头缺血性坏死合并循环系统疾病起居要注意什么？

（1）缓慢起床，早上醒来不要急于起床，先在床上仰卧活动一下四肢和头颈部。

（2）温水洗漱，过热、过凉的水都会刺激皮肤感受器引起周围血管的舒缩。

（3）饮水一杯，漱口后饮白开水一杯既有冲洗肠胃的作用，也可稀释血液，降低血液黏稠度，通畅血循环。

（4）适当晨练，高血压病患不宜做剧烈运动，只可适宜散步、柔软体操、打太极拳等增强体质。

（5）耐心排便，切忌排便急躁、屏气用力，否则有诱发脑出血的危险。

（6）早晨清淡，一杯牛奶或豆浆，两个鸡蛋或两片面包等。

（7）勿挤车，最好步行或骑自行车。

（8）中午小睡，午饭丰盛些，有荤有素，但不宜油腻。

（9）晚餐宜少，晚餐吃易消化性食物。

（10）娱乐有节，晚睡前看电视不要超过1~2小时，坐位要适宜舒服，勿太疲劳。

（11）安全洗澡，每周最少一次，但要特别注意安全。

（12）睡前洗脚，按时就寝，上床前用温水洗脚，然后按摩双足及下肢。

参 考 文 献

[1] 王和鸣.中医骨伤科学[M].2版.北京：中国中医药出版社，2007．

[2] 曹征，秦建国.别让血压伤害您[M].北京：电子工业出版社，2013．

[3] 周建中，谢英彪.高血压病简便自疗[M].北京：人民军医出版社，2003．

（六）股骨头缺血性坏死合并内分泌系统疾病的护理

1. 什么是糖尿病？

糖尿病是一组由多种原因引起的以慢性高血糖为特征的代谢性疾病，由于胰岛素分泌缺陷和（或）作用缺陷而引起。

2. 糖尿病病因有哪些？

（1）遗传与环境因素：糖尿病是遗传性疾病，遗传学研究表明，糖尿病发病率在血统亲属中与非血统亲属中有显著差异，前者较后者高出5倍。在糖尿病1型的病因中遗传因素的重要性为50%，而在糖尿病2型中其重要性达90%以上，因此引起糖尿病2型的遗传因素明显高于糖尿病1型。

环境因素包括年龄的增长、现代生活方式、营养过剩、体力活动不足、子宫内环境及应激、化学毒素等。

（2）肥胖因素：肥胖是糖尿病的一个重要诱发原因，有60%～80%的成年糖尿病患者在发病前均为肥胖者，肥胖的程度与糖尿病的发病率成正比，随着年龄增长，体力活动逐渐减少时，人体肌肉与脂肪的比例也在改变。自25岁至75岁，肌肉组织逐渐减少，由占体重的47%减少至36%，而脂肪由20%增加至36%，此系老年人，特别是肥胖多脂肪的老年人中糖尿病明显增多。

（3）长期摄食过多：饮食过多而不节制，营养过剩，使原已潜在有功能低下的胰岛B细胞负担过重，而诱发糖尿病。现在国内外亦形成了"生活越富裕，身体越丰满，糖尿病越增多"的概念。

(4)感染因素:幼年型糖尿病与病毒感染有显著关系,感染本身不会诱发糖尿病。

(5)妊娠因素:妊娠次数与糖尿病的发病有关,多次妊娠易使遗传因素转弱诱发糖尿病。

(6)基因因素:糖尿病是由几种基因受损所造成的:1型糖尿病——人类第六对染色体短臂上的HLA-D基因损伤;2型糖尿病——胰岛素基因、胰岛素受体基因、葡萄糖溶酶基因和线粒体基因损伤。总之,不管哪种类型的糖尿病,也不论是因为遗传易感而发病,还是环境因素、病毒感染发病,归根结底都是基因受损所致。换言之,糖尿病是一种基因病。

3. 糖尿病的临床分型是什么?

(1)1型糖尿病(T1DM)。
(2)2型糖尿病(T2DM)。
(3)其他特殊类型糖尿病。
(4)妊娠期糖尿病(GDM)。

4. 1型糖尿病的特点是什么?

典型的"三多一少"症状或者昏迷,多发于儿童或青少年,起病急,多数患者起病初需要胰岛素治疗,本病是在遗传易感基因的基础上,在外界环境因素的作用下,引起自身免疫功能的紊乱,发生胰岛炎,使生产胰岛素的胰岛B细胞受到损伤和破坏,最终导致胰岛B细胞功能的衰竭而发病。由于胰岛素的缺乏,而引起体内血糖增高,长期高血糖可造成心脏、肾脏、眼睛等重要器官的损害。

5. 2型糖尿病的特点是什么?

可发生在任何年龄,但多见于成人,多数起病隐匿,症状相对较轻,半数以上无任何症状,是遗传因素和环境因素长期共同作用所导致的一种慢性、全身性的代谢性疾病;这主要是患者体内胰岛素分泌不足或作用缺陷,对胰岛素的需求增多,引起血糖升高、尿糖出现,从而发生糖、脂肪、蛋白质三大营养物质代谢紊乱而影响正常生理活动的一种疾病。

6. 什么是糖耐量试验?

糖耐量试验,也称葡萄糖耐量试验(OGTT试验),是诊断糖尿病的一种实验室检查方法,是指人体对葡萄糖的耐受能力。

7. 什么是馒头餐试验?

馒头餐试验是检测糖吸收的能力是否正常,判断是否有胰岛功能的不正常。准备100g馒头一个,其中含碳水化合物的量约等于75g葡萄糖,测定方法判断和要求同OGTT试验。

8. 做糖耐量试验时,对患者有哪些要求?

(1)试验前3天,每天进的碳水化合物不能少于200~300g,否则可使糖耐量减低而出现假阳性。对有营养不良者,上述饮食应延长1~2周后才能做试验。

(2)试验前应禁食10~16小时,可以喝水,但试验前一天及试验时禁止喝咖啡、喝茶、饮酒和抽烟。

(3)试验前避免剧烈体力活动,试验前病人至少应静坐或静卧半小时,并避免精神刺激。

(4) 如遇急性心肌梗死、脑血管意外、外科手术等应激状态,或有感冒、肺炎等急性病,都可使糖耐量减低,需等病情完全恢复后再做试验。

(5) 许多药物如水杨酸钠、烟酸、口服避孕药、口服降糖药等,均可使糖耐量降低,在试验前应至少停用3~4天。

(6) 试验前空腹10~16小时,也就是说前一天必须进晚餐,但入睡前就不要再吃东西了。

(7) 试验中服用的葡萄糖水浓度不应过高或者过低,一般来说75g糖粉溶于300ml温开水就可以了,糖水要在5分钟内服完。

(8) 要准时抽血、留尿。

9. 股骨头缺血性坏死术后的糖尿病患者并发症有哪些?

(1) 急性并发症:糖尿病酮症酸中毒和高渗性昏迷、伤口感染不愈合、低血糖昏迷等。

(2) 慢性并发症:①微血管病变:糖尿病性视网膜病变,糖尿病肾病,糖尿病心肌病。②大血管病变:冠心病、脑血管病、肾动脉硬化、肢体动脉硬化。③神经系统并发症:中枢神经病变缺血性脑卒中、昏迷、脑老化等;周围神经病变,局灶性单神经病变,末梢神经炎;自主神经病变多影响胃肠、心血管、泌尿系等。④糖尿病足:指下肢远端神经异常和不同程度周围血管病变相关的足部溃疡、感染和(或)深层组织破坏,是糖尿病最严重和治疗费用最多的慢性并发症之一,是糖尿病非外伤性截肢的主要原因,轻者表现为足部畸形,皮肤干燥和发凉,重者可出现足部溃疡、坏疽。

10. 股骨头缺血性坏死的糖尿病患者危险因素有哪些？

(1) 术后感染，切口不易愈合。
(2) 机体应激能力下降。
(3) 高血压，合并高血压的糖尿病患者更容易发生糖尿病微血管和大血管病发生。
(4) 肥胖，随着体重增加，患者术后护理和血糖控制难度是上升的。
(5) 血脂异常，高血脂是糖尿病患者发生心脑血管并发症的重要因素。

11. 股骨头缺血性坏死术后的糖尿病患者需要严格控制血糖吗？

股骨头缺血性坏死术后的糖尿病病人要严格控制血糖，但具体情况要灵活掌握，既要尽量使血糖恢复正常，但也不能完全照搬其他糖尿病病人的控制标准。如果患者一般状况较好，患者又有严格控制血糖的要求，那么医师应当鼓励和帮助患者严格控制血糖；反之，对于已经出现严重的并发症或其他严重疾病，以及智力明显减退的患者，应适当放宽血糖控制标准，否则不仅难以获得满意的疗效，反而容易发生低血糖。一般来说，为了避免长期高血糖造成的伤口不愈合，蛋白质分解、体质下降及急性并发症，至少应当将患者的空腹血糖控制在7.8mmol/L以下，餐后血糖控制在11.1mmol/L以下。

12. 股骨头缺血性坏死合并糖尿病的患者术后有哪些注意事项？

（1）积极配合治疗：积极地配合医师进行治疗，严格控制血糖稳定，如果合并高血压、高血脂，也要积极治疗，规范的治疗有助于控制病情稳定。

（2）饮食上注意：清淡饮食，定时定量进餐，避免暴饮暴食，细嚼慢咽，尽量避免呛咳，可以少食多餐，全面均衡营养，少吃含糖高的食物，避免食用油炸、腌制等高热量、高脂、高盐的食物。优质蛋白丰富的食物，如奶类、鸡蛋、豆类等；增加膳食纤维丰富的食物，如荞麦面、燕麦、玉米、绿叶青菜等；注意饮食卫生，少吃冷硬辛辣的食物，戒烟限酒。

（3）运动时注意：循序渐进、量力而行、持之以恒，在安全的前提下进行，宜选择中小强度的运动，如在床上做上肢健身操等；每天运动3～4次，间隔最好不超过3天，不要空腹锻炼，餐后1小时为宜，短效胰岛素注射后1小时左右不宜参加运动；病情严重者不宜运动，或在护士指导下合理运动。

（4）心理调节：不必太过担忧病情，紧张焦虑的心情不利于病情好转；尽量保持心情愉快，积极开朗地面对，对病情恢复有好处。

13. 股骨头缺血性坏死的老年人出现哪些表现提示患有糖尿病？

多数老年人有一般糖尿病患者所具有的症状，多饮、多尿、多食、体重减轻,但还有很多老年人症状并不典型,在早期缺乏典型的"三多一少"症状,仅有口干或夜尿增多的现象,也有的老年人出现餐前的饥饿感和心慌、出汗等症状,还有部分老年人排出的尿液发黏。对于那些大腹便便,同时合并有高脂血症的老年人,如果出现手脚麻木、发凉、视物模糊、乏力等症状应当进行血糖检测。如果老年人出现皮肤瘙痒、皮肤伤口不愈合、蚊虫叮咬后皮肤反应明显,且留有色素沉着等都要警惕是否患有糖尿病。

14. 股骨头缺血性坏死的老年人多吃糖就会得糖尿病吗?

老年人吃糖本身是不会患糖尿病的,但是如果长期大量食用糖就会增加患糖尿病的风险,因为:①胰腺是我们人体调节血糖的重要器官,随着我们年龄的增长胰岛功能逐渐减退,少量糖的摄入对人体并无明显危害,但是过多的食糖摄入就会加重胰腺的负担,长此以往,会加速胰岛功能的衰退,增加患糖尿病的风险。②长期大量地食用糖会增加肝糖原的储备,从而增加胰岛素抵抗。③对于那些已经有糖代谢异常的人们,如果再多吃糖会增加转化成糖尿病的风险。因此,糖的摄入对于血糖正常的老年人是可以适量食用的,但是不能长期大量食用。

15. 股骨头缺血性坏死合并糖尿病患者饮食疗法的目的是什么?

(1) 减轻胰岛负担,使血糖、血脂达到或接近正常值,并防止或延缓心血管等并发症的发生与发展。

（2）维持正常的体重。肥胖者减少能量摄入，可以改善受体对胰岛素的敏感性。消瘦者可使体重增加，以增强对术后感染的抵抗力。

（3）维持健康，促进伤口愈合保证机体的正常新陈代谢。

16. 股骨头缺血性坏死合并糖尿病患者术后应如何控制饮食？

股骨头缺血性坏死的糖尿病病人术后跟普通的糖尿病患者一样需要饮食控制，饮食控制是糖尿病治疗的基础，对糖尿病患者而言，饮食控制的态度有三类：一类是严格饮食型，他们有很认真的饮食态度，每餐都会严格按照要求去做，因此这部分老人是不用担心控制不好饮食的。第二类是过度控制饮食，出现偏颇的想法，甚至不吃主食以为这样就可以控制饮食，血糖就可以达标了。第三类就是不能按照要求控制饮食，随心所欲，这样不仅血糖得不到控制，而且还容易出现糖尿病的急性并发症，严重时可以加重糖尿病的慢性并发症的发生和进展。

对于股骨头缺血性坏死糖尿病患者而言控制饮食的目的就是要使得血糖达标，促进伤口的愈合，同时又要保证足够的热量摄入，足够的微量元素摄入。控制饮食不等于饥饿疗法，而是要科学、合理地饮食。既要使得血糖达标，又要保证有足够的营养摄入，避免出现营养不良。合理控制饮食，一方面可以保护胰岛功能，另一方面对于糖尿病治疗和术后伤口的愈合也起到了积极的作用，尤其是应用药物治疗的患者规律的饮食十分重要，否则容易出现血糖的波动，甚至低血糖的发生。

17. 糖尿病患者在治疗过程中感到饥饿应如何解决?

假如患者术后经常出现饥饿感,而多次血糖检测又无异常,就要考虑饥饿感的产生是否与饮食控制有关,以及有无饮食结构不合理的问题。如果存在这些问题,就要做好饮食调整,原则包括:

(1) 主食是机体热量的主要来源,不能吃得过少。应当根据个人的工作性质、劳动强度和体重等具体情况,算出每日主食量。一般来说,卧床病人为轻体力劳动者每日主食量为300~400g(6~8两)。

(2) 少量多餐,将每日饮食总量分配到4~5餐中,白天每3~4小时进餐1次,睡前1~2小时少量加餐,既能避免餐后高血糖问题,又可避免"饿得慌"现象。

(3) 不要单纯吃素,而要荤素搭配。注意控制动物脂肪,但不可少了植物油,瘦肉和鱼虾也可适当吃一些,这样可以延缓胃排空速度,避免时常产生饥饿感。

(4) 进餐时多吃一些蔬菜,两餐之间还可吃点含糖量低的水果,以增加"饱腹感"。

(5) 联合应用口服降糖药物和胰岛素治疗时,患者需要在身边备一些糖果、饼干,一旦出现"饥饿感"就吃一两块饼干,既可以减轻"饥饿感",避免"饿得慌",又可防止诱发低血糖反应。

18. 为预防低血糖，股骨头缺血性坏死合并糖尿病患者术后在饮食上应注意哪些事情？

（1）少吃多餐：低血糖患者最好少量多餐，一天吃6~8餐。睡前吃少量的零食及点心也会有帮助。除此，要交替食物种类，食物保持多样化。

（2）均衡饮食：饮食应该力求均衡，最少包含50%~60%的碳水化合物（和糖尿病患者同样的饮食原则），包括蔬菜、糙米、酥梨、魔芋、种子、核果、谷类、瘦肉、鱼、酸乳、生乳酪。

（3）应加以限制的食物：严格限制单糖类摄取量，要尽量少吃精制及加工产品（例如，速食米及马铃薯）、白面粉、汽水、酒、盐。避免糖分高的水果及果汁（例如，葡萄汁混合50%的水饮用）。少吃通心粉、面条、肉汁、白米、玉米片、番薯。豆类及马铃薯可以一周吃2次。

（4）增加高纤维饮食：高纤维饮食有助于稳定血糖浓度。当血糖下降时，可将纤维与蛋白质食品合用（例如，麦麸饼子加生乳酪或杏仁果酱）。吃新鲜苹果取代苹果酱，苹果中的纤维能抑制血糖的波动，可加一杯果汁，以迅速提升血糖浓度。纤维本身也可延缓血糖下降，餐前半小时，先服用纤维素，以稳定血糖。两餐之间服用螺旋藻片，可进一步地稳定血糖浓度，同时可以缓解因术后卧床而产生的便秘。

（5）戒烟、禁酒：烟、酒不但会严重影响血糖的稳定，还会影响伤口的愈合，最好能戒除或减量。

19. 股骨头缺血性坏死合并糖尿病患者术后为什么要运动？

（1）糖尿病患者的运动是糖尿病治疗的"五驾马车"之一，在糖尿病的治疗当中占有非常重要的地位，我们所说的运动是指有氧运动，而不是一般的家务劳动。有氧运动不仅能够消耗体内过多的葡萄糖，改善血脂，改善血压，改善胰岛素抵抗，从而降低血糖，还能增强体质，控制体重，增加心肺功能。

（2）对于股骨头术后的糖尿病患者而言，运动还可以延缓衰老，加强肌肉力量，有助于预防压疮的发生。但是运动要在医师和护士的指导下进行。如床上健身操，上肢和健侧肢体伸展运动等，每次30～40分钟，在餐后一小时进行。

20. 股骨头缺血性坏死的患者进行术后胰岛素注射时的注意事项有哪些？

（1）适合注射胰岛素的部位包括腹部、大腿外侧、手臂外侧1/4处和臀部，这些部位利于胰岛素吸收且神经分布较少。不同胰岛素因起效时间的差异，注射部位应有所选择。例如，短效胰岛素注射部位首选腹部；中效胰岛素首选大腿和臀部；预混胰岛素及类似物在早餐前注射首选腹部，晚上则首选大腿或臀部，以避免夜间低血糖的发生。

（2）由于胰岛素是一种生长因子，反复在同一部位注射会导致皮下硬结，降低该部位的胰岛素吸收率，进而使得血糖不稳。因此，平时的注射一定要注意注射部位的轮换。注射部位的轮换包括不同注射部位间的"大轮换"和同一注射部位内的"小轮换"。"大轮换"是指在腹部、手臂、大腿和臀部间的轮换注射，有两种方法，一种是按照左边一周，右边一周的方法；另一种是按照左边一次，右边一次的方法；而"小轮换"则要求与上次的注射点距离约1手指宽度，尽量避免在一个月内重复使用同一注射点（图3-18）。

（3）为保证将胰岛素注射至皮下，需使用较长的笔用针头或胰岛素注射器注射时必须捏起皮肤并以45°角注射。大多数成人使用胰岛素笔注射时，无须捏皮，直接注射即可。另外，将活塞完全推压到底后，针头应在皮肤内停留10秒，先拔出针头再松开皮褶。

（4）患者在胰岛素注射过程中应遵守针头"一针一换"的原则。否则多次使用会造成针尖钝化，可能导致皮下脂肪增生，甚至出现将针头留置在体内的意外（图3-19）。

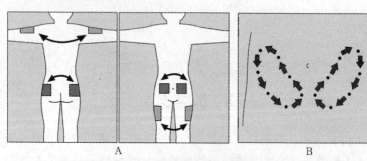

图3-18 胰岛素注射部位的轮换
A.注射部位的左右轮换；B.同一注射部位内的区域轮换

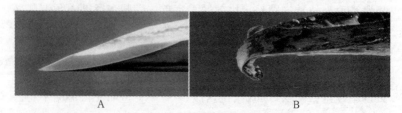

图3-19 重复使用针头与新针头对比
A.新针头；B.重复使用的针头

（5）用完的针头不能随意丢弃，必须放入加盖的硬壳容器中，以免造成污染。

（6）使用中的胰岛素不必放入冰箱，未开封的胰岛素需放置于冰箱内（2~8℃），取出后须升温后才可用。

21. 股骨头缺血性坏死患者术后使用胰岛素的不良反应有哪些？

（1）低血糖反应：一般都是由于胰岛素用量相对过大所致。为了避免在使用胰岛素的过程中出现低血糖反应，必须从小剂量开始使用，密切监测血糖，逐渐调整胰岛素的用量，使胰岛素的用量逐渐达到既能将血糖控制满意，又不至于出现低血糖的合适剂量。

（2）体重增加：这也是胰岛素常见的不良反应。胰岛素可以促进体内蛋白质和脂肪的合成，如果糖尿病病人采取胰岛素治疗后不进行饮食控制，摄入热量过多，又因手术活动量减少，则造成体重的逐渐增加。

（3）屈光不正：主要出现在胰岛素使用初期，且在胰岛素使用之前血糖水平较高的糖尿病病人。这种副作用是暂时性的，随着胰岛素使用时间的延长，血糖控制平稳后，这种副作用就会逐渐消失。

（4）水肿：胰岛素有轻微地造成体内水钠潴留的副作用，部分病人注射胰岛素后可出现轻度的颜面和肢体的水肿。

（5）过敏反应：见于部分使用动物胰岛素的病人，分为局部与全身过敏。局部过敏仅为注射部位及周围出现斑丘疹瘙痒。全身过敏可引起荨麻疹，极少数严重者可出现过敏性休克。

（6）注射部位皮下脂肪萎缩：见于长期使用动物胰岛素的

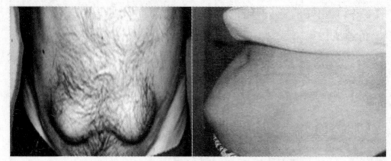

图3-20 胰岛素注射部位皮下脂肪萎缩

病人,如果使用动物胰岛素的病人长期在一个部位注射更易出现(图3-20)。

(7)胰岛素抗药性:见于使用动物胰岛素的病人,由于体内产生了对抗胰岛素的抗体,使注射的胰岛素作用效力下降。一般当糖尿病病人每日胰岛素用量超过100单位时就需要考虑发生了胰岛素抗药性。如果改用人胰岛素则可克服胰岛素抗药性的问题。

(8)皮肤感染:通常与不遵守无菌操作有关。

22. 促进术后切口愈合及预防糖尿病足的护理措施有哪些?

(1)促进伤口的愈合:保持局部清洁干燥是促进伤口愈合预防感染的关键,避免过早下地活动以防止关节脱位;牵引保持适当角度,正确指导患肢锻炼;穿矫正鞋,矫正鞋大小合适。

(2)足部观察与检查:每天检查双足一次,观察足部皮肤颜色,温度和足背动脉波动情况,检查趾甲,趾尖,足底皮肤了解足感觉。

(3)促进下肢血液循环:采用多种方法如按摩足部和小腿,

患者可根据自己的情况制订体育锻炼方案。注意保暖,避免长期暴露于寒冷或潮湿的环境,经常按摩足部,积极戒烟。

(4)预防外伤,用心选择合适的鞋和袜:糖尿病患者宜穿棉质浅色吸水性好的袜子,以便于及时发现足部分泌物、血迹。鞋的透气性要好,最好穿圆头平底鞋,使脚趾在鞋内能完全伸直,并可活动。不能选择露趾的凉鞋、夹趾头的拖鞋。穿鞋前应检查鞋内是否有小沙粒等物或不平整的地方。修剪趾甲须在洗脚后进行,因此时趾甲变软。趾甲的修剪不宜过短,勿剪伤皮肉。

(5)足溃疡预防的重要性:糖尿病患者足溃疡的预防已经得到许多国家的重视,有效地控制血糖及正确有效的足部护理能帮助患者提高生活质量,大大降低足溃疡的发生,减少医疗开支(图3-21)。

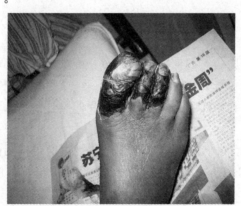

图3-21 糖尿病患者足溃疡

参 考 文 献

[1] 尤黎明,吴瑛,等.内科护理学.5版[M].北京:人民卫生出版社,2012.

[2] 葛均波,徐永健.8版[M].北京:人民生出版社,2013.

[3] 陈峥.健康大百科.老年篇[M].北京:人民卫生出版社,2012.

[4] 宁毅军,刘剑立.老年疾病护理知识问答[M].北京:化学工业出版社,2007.

四
健康教育

（一）用药指导

1. 股骨头缺血性坏死该吃什么药？

（1）降脂药，如他汀类降脂药。可改善脂类代谢、降低血脂、减少或避免骨内血管脂肪栓塞。动物实验证实，该类药物与糖皮质激素在治疗疾病时合用，可降低股骨头缺血性坏死的发病率。

（2）抗骨质疏松药，如阿仑磷酸钠。通过抑制破骨细胞活性，治疗和预防糖皮质激素引起的骨质疏松，可防止股骨头塌陷。

（3）活血化瘀改善微循环，如中西医药物川芎嗪。此药可抑制血小板释放，减轻血管炎性反应，解除血管平滑肌痉挛，降低全血和血浆黏度及血细胞比容，减少血浆纤维蛋白原的产生。低分子肝素有抗凝血、降低血液黏度、提高纤维溶解能力的作用，被广泛用于预防和治疗血栓栓塞性疾病。靶向前列腺素E（凯时）有强烈扩张血管、抑制血小板凝聚、改善红细胞变形能力的作用。因此，使用活血化瘀类药物可以使静脉流速增加，淋巴循环增强，使局部水肿减轻。

（4）随着股骨头缺血性坏死的发展，会出现髋关节疼痛进行性加重，可以使用镇痛药物，如杜冷丁、奇曼丁等。

（5）如果由于疼痛出现失眠、易醒，必要时服用小剂量地西泮。

2. 股骨头缺血性坏死经常吃钙片，对治疗有帮助吗？

对于股骨头缺血性坏死患者来说，补钙对病情有一定的帮助，但是一定要科学。每日给予充足的钙质，可以弥补骨骼中矿物质成分的丢失，补钙对股骨头缺血性坏死有好处毋庸置疑，不过补钙时需要钙镁同补，补钙忌大量食用大鱼大肉，高蛋白饮食是引起骨质疏松症的原因所在。过量摄入大鱼大肉而不注意酸碱平衡，将导致钙的大量流失。股骨头缺血性坏死补钙有需要，但治疗不可少。

3. 股骨头缺血性坏死贴膏药有用吗？

当然是有效果的，药物成分是能渗透到皮肤里面的，外敷膏药直接促进股骨头部位血液循环，达到治疗目的，但是最好在外敷膏药的同时，内服相应的药物配合治疗，才能达到更好的效果。

4. 什么时间服药有利于提高疗效？

（1）空腹服药：早晨服用滋补类药，如人参、蜂乳等，有利于人体迅速吸收和充分利用。

(2) 饭前服药：饭前半小时服用保护胃黏膜药、健胃药、止泻药、部分降糖药等，能达到最佳效果。

(3) 饭时服药：吃饭时服用助消化药，如稀盐酸、胃蛋白酶等，能及时发挥作用。

(4) 饭后服药：绝大部分药物都在饭后半小时服用，尤其是对消化道刺激较强的药物，如阿司匹林等，以减少对胃黏膜的刺激。

(5) 睡前服药：睡前服用镇静催眠药，如地西泮等，能有效发挥镇静催眠作用。

(6) 定时服药：需要连续服用的药物多为定时服用。

(7) 必要时服药：例如，胃肠痉挛疼痛时，服用解痉止痛药；感冒发热时，服用解热镇痛药；心绞痛发作时，舌下含服速效硝酸甘油等。

5. 服药的注意事项有哪些？

不同的药物有不同的服药方法，这样可以增加疗效、减少不良反应。您有下列随意更改药品服用方法的行为吗？

(1) 将胶囊里面的药粉倒出来服用：由于许多胶囊属于缓释药物，在人的肠胃里慢慢释放，使药物作用持久，若倒出来吃，破坏了原药设计，将会影响药物疗效。

(2) 将糖衣片压碎服用：有些家长常将药片捻碎以方便给孩子灌药，岂不知糖衣一旦破裂，便失去了特定保护、遮味、隔离等作用，不但会降低疗效，而且还可能对胃黏膜产生较强的刺激作用，出现恶心、呕吐，甚至胃出血，特别是儿童和老人，用这种方法服药更不安全。

(3) 将口服改外用：有些人将甲硝唑片、制霉菌素片等放置于阴道内，用于治疗阴道滴虫或霉菌感染。其实，口服制剂很难在阴道中释放崩解，所以疗效甚微，甚至还会出现不良反应。

（4）针剂改口服：有些人害怕疼痛不愿注射，或认为针剂质量高、疗效会更好，所以将注射液直接喝进肚子，殊不知这样喝针剂会影响药效发挥，因为针剂一般剂量要比口服小，加上胃液破坏，药效会大打折扣。

（5）含片改口服：有的人嫌含片麻烦，时间长作用慢，便一吞了之，这样做根本不能达到服药目的。如将硝酸甘油片含于舌下，药片能在唾液中迅速溶解、扩散，经口腔黏膜毛细血管吸收直接进入血液，2~3分钟即可奏效。但如果将其口服，不但吸收慢，还会被胃液破坏，使其功效大大降低。

因此，一定要在医师指导下、按照说明书正确服药，以确保药品疗效和用药安全。

正确的服药方法是：站着或坐着服药并保持约2分钟，用温开水或凉开水至少100ml送服。

6. 服药期间饮食应怎样把握？

（1）抗菌药物：四环素类、喹诺酮类药物与乳制品中的钙离子发生螯合，影响药物的吸收和疗效，不宜合用。

（2）蚕豆、动物肝脏、奶酪、巧克力、酸奶、鸡蛋等食物与痢特灵等抗菌药物同时服用可引起血压升高，发生危险，在用药期间和停药两周内，应避免与上述食物同时服用。

（3）抗结核药：食物与抗结核药物同时服用可阻碍药物吸收，如利福平应在饭前1小时或饭后2小时服用。

（4）钙补充剂：忌食含草酸丰富的菠菜、茶、杏仁等。因为草酸在小肠中会与钙结合，产生无法吸收的不可溶物质，在阻碍钙吸收的同时还可能形成结石。

（5）防骨质疏松药：双膦酸盐对食管、胃肠道黏膜有刺激性，进食后胃酸分泌活跃，造成食管损伤会出现烧心、恶心等症状。

（6）含钙和铁的食物可影响双膦酸盐的吸收，咖啡、橙汁可使其吸收减少60%，食物还可使其生物利用度减少40%。因此，服用双膦酸盐要避开饭点，而且服药半小时内不要喝果汁、牛奶、咖啡等。

7. 哪些药物用药期间不能饮酒？

（1）抗生素类药物：如头孢哌酮、头孢孟多、甲硝唑、替硝唑等可引起戒酒硫样反应。

（2）吗啡：乙醇同吗啡合用会产生协同作用，可引起中毒，甚至死亡。

（3）镇定催眠类药物：苯二氮䓬类、巴比妥类及水合氯醛等药物与乙醇合用协同作用及增强中枢神经系统的抑制作用。

（4）解热镇痛类药物：服用阿司匹林、布洛芬等类药物时大量饮酒，使胃肠道黏膜受到药物和乙醇的双重刺激，易引起消化道溃疡或出血。

8. 服药期间吸烟对药物疗效是否有影响？

（1）实验证明：服药后半个小时内吸烟，药物到达血液的有效成分只有1.2%～1.8%，而不吸烟，药物到达血液的有效成分可达21%～24%。这是因为烟碱可增加肝脏酶活性，减低药物的降解速度，使血液中有效成分降低。

（2）吸烟还延迟胃内容物的排泄时间，减慢药物的吸收。为保证药物疗效，服药期间千万别吸烟，最好能戒烟。

9. 停药的时机应该如何掌握？

（1）可预防蓄积中毒。维生素类药物，如维生素A虽然毒性较小也不宜盲目长期服用，否则会导致体内维生素的失衡，影响正常机体功能，甚至引起中毒。

（2）可防止药物的依赖性和成瘾性。镇静药物如安定、利眠宁、氨甲丙二酯长期大量服用皆可产生耐药性。一般用药时间不宜超过两个月，必要时应更换药物。麻醉性镇痛药吗啡、杜冷丁易产生成瘾性是人所共知的，连续用药1周即可产生耐受性，超过10天即可成瘾。故这类镇痛药连续使用不宜超过5天，下次再用必须间隔10天。

（3）可防止药源性疾病发生。四环素类广谱抗生素长期使用可引起维生素C、维生素B及钙质缺乏和体内菌群失调进而引起二重感染。氯霉素用药超过两周就有可能引起再生障碍性贫血。磺胺药、苯巴比妥类易引起皮疹、药物热等过敏反应。

10. 持续激素治疗致股骨头缺血性坏死手术期间激素药需要停吗？

不需要。长期使用激素药突然停药会出现停药综合征。即在停药过程中，患者常诉严重乏力、关节肌肉酸痛、情绪低沉、不思饮食，甚至恶心、呕吐。这不一定是患者体内肾上腺皮质激素水平过低，而常常与患者对激素从高水平降至低水平不能适应有关。可加大激素用量，待症状消失后再逐渐减量。严重的会出现反跳现象。由于过快停药或减量太快，引起原有疾病病情加剧恶化。此时应加大糖皮质激素用量，其量应大于上次减量前的剂量，并加用非甾体类药物（如布洛芬、消炎痛、雷公藤等）。待病情控制后再慢慢减量，速度要比前减慢。

11. 手术前患者一直在服用的心血管药物（如降压药、抗凝药、治疗心律失常药）停不停？

降压药及治疗心律失常的药物手术前不要停药，手术当天早晨也要继续服用，这样有利于手术中维持患者的循环稳定，降低手术风险。围术期抗凝药的应用有严格的要求，要咨询医师和麻醉医师。

12. 使用膏药简单敷贴就行吗？

（1）在贴膏药之前，应先用热毛巾或生姜片将患处或穴位处的皮肤擦净，拭干后再贴。贴膏药应避开毛发较多的地方，否则一是粘不住，二是撕揭时带起毛发引起疼痛。

（2）烘烤方法要正确。使用黑膏药类膏药，应先将膏药放在热水壶或酒精灯、蜡烛的微火上烘烤化开，等烘烤后的膏药不烫皮肤时再贴于患处，可持续贴1～2周。不可直接在煤炉上烘烤。因为煤炉燃烧时产生的苯并芘等致癌物质及一氧化碳、二氧化碳、二氧化硫等有害气体，会被膏药基质及水分所吸收，并经皮肤渗入人体，给人体的健康带来一定的危害。

（3）贴膏药的禁忌证：局部有破损者，不可将膏药直接贴在破损处，以免发生化脓性感染。如果贴膏药后局部皮肤出现丘疹、水疱，自觉瘙痒剧烈，说明对此膏药过敏，应立即停止贴敷，进行抗过敏治疗。

13. 阿仑膦酸钠该怎么吃？

宜于每日首次进食或应用其他药物前至少半小时，用温开水200ml送服，不得咀嚼或吸吮，服药后至少30分钟内及当日首次进食前，避免躺卧，以免引起食管不良反应。期间需补充钙剂。

同时服用钙补充剂、抗酸药物和其他口服药物可能会干扰本品吸收。因此，病人在服用本品以后，必须等待至少半小时后，才可服用其他药物。

14. 如何在家中安全地存储药物？

（1）常用药品宜集中存放于固定的抽屉或小柜里，这样用时拿药方便，儿童又不易取到。

（2）建药品档案：建一张药品明确卡，将药品分门别类。可先将储备药品分内服、外用两大类；内服药与外用药应用不同颜色的标签区分，并分别存放。再按药品名称、用途、用法、用量、注意事项、失效期等制成表单，一旦需要即可查表，能起到方便、安全用药的作用。

（3）自己装瓶的药品，必须及时贴上瓶签，切忌疏忽。

（4）注意失效期：经常查看药品是否超过有效期或变质。如储备药品出现以下情况，则不能再用：片剂产生松散、变色；糖衣片的糖衣粘连或开裂；胶囊剂的胶囊粘连、开裂；丸剂粘连、霉变或虫蛀；散剂严重吸潮、结块、发霉；眼药水变色、浑浊；软膏剂有异味、变色或油层析出等。

（5）原封不动：存放的药品要有醒目的标签，药品最好保留原包装，这样便于识别，便于掌握用法、用量。如果不方便使用原包装，最好选用干净的小瓶盛装，将药品名称、用途、用法、用量、不良反应及注意事项等清楚地写在胶布上，然后贴在包装瓶上，需用时取出药物便一目了然。用剩的药如不想保存，应在丢弃前把药物从包装中倒出，防止他人误食误用。

（6）避光：西药大部分是化学制剂，而阳光能加速药物的变质，特别是维生素类、抗生素类药物，见光后会变色，导致药效降低，甚至变成有毒的物质。因此，储存药物要注意避光。

（7）防潮：有些药物极易吸收空气中的水分，从而水解失效。如干酵母、维生素B_1片、复方甘草片等，最好此类药物放在密闭的容器里，用后塞紧瓶盖。

参 考 文 献

[1] 陈锦珊，郭东宇.合理用药ABC[M].上海：第二军医大学出版社，2013.
[2] 李丹，郑剑玲.护士用药必知的240个问题[M].沈阳：辽宁科学技术出版社，2012.
[3] 陈锦珊，倪冬青，郭东宇.新编护士用药指南[M].北京：中国医药科技出版社，2013.
[4] 高小燕.骨科临床护理思维与实践[M].北京：人民卫生出版社，2012.

（二）饮食指导

股骨头术后的康复与护理密切相关，护理人员不但要有高度的责任感，还要强调身心的全面护理，尤其重视饮食方面的调整，术后病人大多长期卧床，脾胃功能弱，应合理饮食。使病人主动参与，对股骨头术后帮助很大，可以促使疾病早日康复，减少其他并发症的发生。

1. 股骨头术后患者出现腹胀如何护理？

股骨头术后病人需要卧床休息，尤其老年病人胃肠功能差，可能出现腹部胀满、膨隆不适的感觉。

（1）观察患者的心理状态，主动与患者交流，缓解其紧张情绪，克服病人不良情绪。因为焦躁、忧虑、悲伤、沮丧、抑郁等不良情绪也可能会使消化功能减弱，或刺激胃部造成过多的胃酸，其结果也会使胃内气体过多，造成腹胀加剧。

（2）减轻腹胀，可采用肛管排气、应用灌肠或软便剂导泻及应用薄荷油腹部热敷的方法缓解不适。

（3）严重腹胀时，可禁食并进行间歇性胃肠减压，以减轻腹胀症状。同时，要注意观察胃肠减压效果、引流物的性状和量。

2. 股骨头术后患者出现腹胀的饮食护理有哪些？

（1）宜吃清淡、易于消化的食物，在烹调上采取蒸、煮、炖、焖的方式。

（2）多食用蔬菜，高纤维食物：新鲜的水果、绿色的蔬菜、燕麦、谷物等。

（3）宜吃富含植物蛋白的食物：豆腐等豆制品。

（4）不宜进食粗糙、生硬的食物，不宜进食油炸、腌制和油腻的食物。

3. 股骨头术后患者可以饮酒吗？

（1）股骨头术后的病人不能饮酒，因为酒精会伤害肝和肾，而肝肾是重要的代谢器官，与股骨头的关系也比较密切。长期饮酒会造成血液栓子增多，减缓血液运行速度，再一次诱发股骨头缺血性坏死。

（2）过量饮酒会使食欲下降、食物摄入量减少，导致多种营养素缺乏，急慢性酒精中毒、肝损害等。

4. 股骨头术后患者出现腹泻如何观察和护理？

腹泻俗称"拉肚子"是指大便次数明显超过平日习惯的频率，粪质稀薄，水分增加，或含有未消化食物和黏液、脓血便等。

（1）腹泻的观察

①腹泻常伴有排便急迫感、肛门不适、失禁等症状。

②常见病因有细菌感染、食物中毒、着凉、食用生冷食物及肠道感染和小肠吸收不良等。

（2）腹泻的护理

①出现腹泻后，应及时留取粪便标本送化验检查，以查明腹泻原因，若伴有发热，中度失水的应严密观察生命体征变化并及时补充水分。

②便后应先用吸水性强的软纸擦拭，再用热毛巾拭干净，随后保持皮肤清洁干燥。

③更换床单及翻身时和取放便器时动作轻柔，严禁拖拉等动作。

5. 股骨头术后患者出现腹泻如何进食？

术后腹泻病人应注意饮食的配合，总的原则是食用营养丰富易消化、低油脂的食物。

（1）急性腹泻伴有呕吐的应该禁食一天，使胃肠道完全休息。

（2）必要时由静脉输液以补充水分和电解质。

（3）恢复进食后可采用清淡流食，如米汤、藕粉等。少量多餐，每日4～5餐，早期禁牛奶、豆浆、蔗糖等产气的流质食物。

（4）排便次数减少，症状缓解后改为低脂全流食，如蒸蛋羹、低脂牛奶、浓米汤等，继而过渡到低脂少渣、细软易消化的半流食，如肉粥、细挂面等。

（5）恢复期给予低脂少渣软饭，易消化为宜，每天都应吃些维生素C含量丰富的食物，以保证足够的维生素C供应。腹泻停止即可进行正常饮食。

6. 对于慢性胃炎的患者行股骨头术后如何进行饮食指导？

（1）慢性胃炎的营养治疗非常重要，宜采用温和食谱，避免各种对胃黏膜有刺激性、有损伤的食物。

（2）避免进食生冷、酸辣和坚硬食品及不能耐受的过于粗糙食品，食物要做得细、碎、软、烂。

（3）多采用蒸、煮、炖等烹调方法，要清淡、少油、易消化。吃饭时要细嚼慢咽，让食物完全磨碎与胃液充分混合，尽量减少胃部负担。

（4）饮食要规律、定时定量、不暴饮暴食，少量多餐，每餐勿饱食。浅表性胃炎胃酸分泌过多，应禁用浓缩肉汤及酸性食品及过多鲜美食品。萎缩性胃炎严重胃酸过少者，可给浓肉汤肉汁、带酸性的水果、果汁，刺激胃酸分泌。

（5）切要戒烟戒酒。

7. 有脂肪肝病史的老年患者行股骨头术后应在饮食上注意哪些问题？

（1）脂肪肝患者的营养治疗原则是控制总热量、限制脂肪、减轻体重。脂肪过高对肝病不利，对股骨头术后恢复也不利，全天脂肪总量不超过40g，胆固醇不超过300mg。

（2）胆固醇高的食物应做适当限制。控制糖类，减少纯糖和甜食，糖类主要由谷粮供给，除蔬菜、水果中所含天然糖类外，不用精制糖类、蜂蜜、含糖果汁和饮料、果酱、蜜饯等甜食和甜点心，避免进食过多糖类转化为脂肪，导致肥胖，促进脂肪肝的形成。

（3）注意补充多种维生素、矿物质和微量元素，供给足量的膳食纤维；主食应粗、细、杂粮搭配，严格限制油炸、油煎食品，宜采用蒸、煮、烩、熬等烹调方法，清淡少盐，忌食刺激性强和辛辣食物。

（4）应戒酒，酒精可以造成肝脏损害，导致肝中脂肪存积。

8. 股骨头术后能否诱发应激性溃疡？

（1）急性应激：各种严重的脏器病变、严重创伤、大面积烧伤、大手术、颅脑病变和休克，甚至精神心理因素等均可引起胃黏膜糜烂、出血，严重者发生急性溃疡，并可导致大量出血。

（2）应激的生理性代偿功能不足以维持胃黏膜微循环正常运行，使胃黏膜缺血、缺氧、黏液分泌减少和局部前列腺素合成不足等，导致胃黏膜屏障破坏和H^+反弥散进入黏膜，引起胃黏膜糜烂和出血。

9. 应激性溃疡的临床表现有哪些？

（1）呕血与黑便是应激性溃疡出血的特征性表现。溃疡出血者均有黑便，但不一定有呕血。出血部位在幽门以上者常有呕血和黑便，在幽门以下者可仅表现为黑便。呕血与黑便的颜色、性质亦与出血量和速度有关。

（2）失血性周围循环衰竭：其程度轻重因出血量大小和失血

速度快慢而异。病人可出现头晕、心悸、乏力、出汗、口渴、晕厥等一系列组织缺血的表现。出血性休克早期体征有脉搏细速、脉压变小，血压可因机体代偿作用而正常甚至一时偏高。呈现休克状态时，病人表现为面色苍白、口唇发绀、呼吸急促，皮肤湿冷，呈灰白色或紫灰花斑，施压后退色经久不能恢复，体表静脉塌陷；精神萎靡、烦躁不安，重者反应迟钝、意识模糊。

（3）发热：大量出血后，多数病人在24小时内出现发热，一般不超过38.5℃，可持续3～5天。发热机制可能与循环血容量减少，急性周围循环衰竭，导致体温调节中枢功能障碍有关，失血性贫血亦为影响因素之一。

（4）氮质血症：出血后，肠道中血液的蛋白质消化产物被吸收，引起血中尿素氮浓度增高，称为肠性氮质血症。

（5）血常规：出血后，均有急性失血性贫血。贫血程度取决于失血量、出血前有无贫血、出血后液体平衡状态等因素。出血24小时内网织红细胞即见增高，出血停止后逐渐降至正常，如出血不止则可持续升高。白细胞计数在出血后2～5小时升高，可达$(10～20)\times10^9/L$，血止后2～3天恢复正常。

10. 应激性溃疡出血量如何估计？

出血量的估计：详细询问呕血和（或）黑粪的发生时间、次数、量及性状，以便估计出血量和速度。

大便隐血试验阳性提示每天出血量>5～10ml。

出现黑便表明出血量在50～70ml，1次出血后黑粪持续时间取决于病人排便次数，如每天排便1次，粪便色泽约在3天后恢复正常。

胃内积血量达250～300ml时可引起呕血。

1次出血量在400ml以下时，可因组织液与脾贮血补充血容量而不出现全身症状。

出血量超过400～500ml，可出现头晕、心悸、乏力等症状。

出血量超过1000ml，临床即出现急性周围循环衰竭的表现，严重者引起失血性休克。

11. 如何判断应激性溃疡继续或再次出血？

继续或再次出血的判断：观察中出现下列迹象，提示有活动性出血或再次出血。

（1）反复呕血，甚至呕吐物由咖啡色转为鲜红色。

（2）黑便次数增多且粪质稀薄，色泽转为暗红色，伴肠鸣音亢进。

（3）周围循环衰竭的表现经补液、输血而未改善，或好转后又恶化，血压波动，中心静脉压不稳定。

（4）红细胞计数、血细胞比容、血红蛋白测定不断下降，网织红细胞计数持续增高。

（5）在补液足够、尿量正常的情况下，血尿素氮持续或再次增高。

12. 应激性溃疡的饮食指导有哪些？

（1）急性大出血伴恶心、呕吐者应禁食。

（2）少量出血无呕吐者，可进温凉、清淡流食，这对消化性溃疡病人尤为重要，因进食可减少胃收缩运动并可中和胃酸，促进溃疡愈合。

（3）出血停止后改为营养丰富、易消化、无刺激性半流食、软食，少量多餐，逐步过渡到正常饮食。

（4）饮食不宜过饱，以免胃窦部过度扩张而增加促胃液素的分泌。进餐时注意细嚼慢咽，避免暴饮暴食，咀嚼可增加唾液分泌，后者具有稀释和中和胃酸的作用。避免粗糙、刺激性食物，或过冷、过热、产气多的食物、饮料；应戒烟、戒酒。

13. 应激性溃疡的健康指导有哪些？

（1）生活起居有规律，劳逸结合，保持乐观情绪，避免长期精神紧张，过度劳累。

（2）制订饮食计划：与病人共同制订饮食计划，指导病人及家属改进烹饪技巧，增加食物的色、香、味，刺激病人食欲。胃酸低者食物应完全煮熟后食用，以利于消化吸收，并可给刺激胃酸分泌的食物，如肉汤、鸡汤等；高胃酸者应避免进酸性、多脂肪食物。勿饮浓茶、咖啡等饮料；嗜酒者应戒酒，防止乙醇损伤胃黏膜。

（3）用药指导：根据病人的病因、具体情况进行指导，如避免使用对胃黏膜有刺激的药物，必须使用时应同时服用制酸剂或胃黏膜保护剂；介绍药物的不良反应，如有异常及时复诊，定期门诊复查。

14. 股骨头术后的老年人吃饭时不宜过快的原因是什么？

（1）术后的老年病人在吃饭时应该细嚼慢咽，因为充分咀嚼能促进胃液分泌，食物咀嚼得越细，就越能减轻胃肠负担，加速食物的消化，促进营养物质的吸收。

（2）老年人胃肠功能差，细嚼慢咽可以促进唾液分泌，唾液不仅具有湿润、消化食物的作用，而且还能增强人的食欲，杀菌去残，中和胃酸，是人体防止病原体侵害的第一门户。

（3）另外还能使咀嚼肌得到锻炼，预防口腔疾病。还可以防止老年人因吞咽过快，食物误入气管，发生呛咳或吸入性肺炎。

15. 各类食物的营养特点是什么？

（1）谷类：一般含糖类75%、脂肪2%、蛋白质9%左右，它是热能、蛋白质和B族维生素的重要来源。

（2）豆类：大豆含蛋白质较多，为35%～40%，是植物性食品中最好的蛋白质来源。大豆含脂肪18%左右，并含有卵磷脂、赖氨酸，可以补充谷类蛋白质的不足。

（3）蔬菜水果类：含有大量的无机盐、维生素C和水分。

（4）鱼、肉类：是优质蛋白质的重要来源。特别是鱼含有二十碳五烯酸等物质，对防治高血脂具有良好作用。

（5）乳、蛋类：乳类是优质蛋白、维生素和钙的最好来源。蛋类含维生素A、维生素D、维生素B_2和氨基酸，适合人体需要。

16. 股骨头缺血性坏死老年人的膳食原则有哪些？

（1）平衡膳食：股骨头缺血性坏死的老年人易患的消化系统疾病、心血管系统疾病及各种运动系统疾病，往往与营养不良有关。因此，应保持营养的平衡，适当限制热量的摄入，保证足够的优质蛋白、低脂肪、低糖、低盐、高维生素和适量的含钙、镁食物。

（2）饮食易于消化吸收：股骨头缺血性坏死的老年人由于消化功能减弱，咀嚼能力也因为牙齿松动和脱落而受到一定的影响,因此食物应细、软、松,既给牙齿咀嚼的机会,又便于消化。

(3) 食物温度适宜:股骨头缺血性坏死的老年人消化道对食物的温度较为敏感,饮食宜温偏热,两餐之间或入睡前可加用热饮料,以解除疲劳,增加温暖。

(4) 良好的饮食习惯:根据老年人的生理特点,少吃多餐的饮食习惯较为适合,要避免暴饮暴食或过饥过饱,膳食内容的改变也不宜过快,要照顾到个人爱好。由于股骨头缺血性坏死的老年人肝脏中储存肝糖原的能力较差,而对低血糖的耐受能力不强,容易饥饿,所以在两餐之间可适当增加点心。晚餐不宜过饱,因为夜间的热能消耗较少,如果多吃了富含热能而又较难消化的蛋白质和脂肪会影响睡眠。

17. 股骨头缺血性坏死的饮食如何预防老年骨质疏松?

(1) 合理膳食是预防骨质疏松症的重要措施之一。通过饮食补充钙、磷、维生素D,可以有效地防治骨质疏松症。

(2) 钙在防治骨质疏松中的地位非常重要,由于钙是构成骨骼的重要材料,在日常饮食中增加钙的补充是有效的预防措施,应多摄入含钙高的食物。特别强调老年人要增加奶制品的摄入,必要时可补充钙制剂。另外应注意磷的适量摄入,维持食物合理的钙磷比例。

(3) 维生素D可以增加肠钙吸收。增加富含维生素D的膳食,保证每日阳光浴,可增加钙的吸收能力。

(4) 适量的蛋白质有助于钙的吸收,摄入过多或过少都不利,应保证适量蛋白质的摄入,并保证优质蛋白质占一定的比例。

(5) 高盐饮食导致钙丢失严重,血钙减少,所以应低盐饮食。

(6)维生素C参与骨有机基质的合成,老年人应多食富含维生素C的食物,如新鲜的蔬菜和水果。每日摄入新鲜的蔬菜还能保证维生素K的摄入,可以达到防治骨质疏松的目的。另外老年人还应戒烟限酒,不宜长期饮用咖啡,这些都会增加骨质疏松的发生率。

18. 股骨头缺血性坏死的老年人怎样判断自己的营养状况?

股骨头缺血性坏死的老年人要学会自查自己的营养状况。

(1)体重是最简单直接而又可靠的指标,体重可以从总体上反映人体营养状况。首先要学会计算标准体重,用自己的实际体重与标准体重比较,也可以根据自己近期体重的改变、体重指数BMI来判断自己的营养状况。

标准体重=身高(厘米)-105;BMI=体重(千克)/身高(米)^2(正常值18.5~24)

(2)通过脂肪测定仪测定自己的体脂含量,了解自己的体型,腰臀围比较,判断自己是否肥胖。

(3)注意营养缺乏的信号,例如,头发干燥、变细、易断、脱发往往是营养缺乏的表现之一,可能缺乏的营养是蛋白质、糖类、必需脂肪酸、微量元素锌等。眼睛夜晚视力降低可能是维生素A缺乏的早期表现,要注意维生素A的补充。舌头出现舌苔、舌裂、舌水肿等可能是B族维生素缺乏。牙龈出血可能缺乏维生素C,味觉减退可能缺锌,嘴角干裂可能缺乏的营养素包括核黄素和烟酸。另外提醒老年人如发现自己有什么不适,应及时到医院进行检查(表4-1)。

表4-1 营养素缺乏病的临床表现及其可能缺乏的营养素

部位	临床表现	可能的营养素缺乏
头发	干燥、变细、易断、脱发、失去光泽	蛋白质-能量、必需脂肪酸、微量元素锌
鼻部	皮脂溢	烟酸、核黄素、维生素B_6
眼	干眼病、夜盲症、Bitor斑	维生素A
	睑角炎	维生素B_2、维生素B_6
舌	舌炎、舌裂、舌水肿	核黄素、维生素B_{12}、维生素B_6、叶酸、烟酸
牙	龋齿	氟
	牙龈出血、肿大	维生素C
口腔	味觉减退、改变或口角炎、干裂	锌、维生素B_2、烟酸
甲状腺	肿大	碘
指甲	舟状指、指甲变薄	铁
皮肤	干燥、粗糙、过度角化	维生素A、必需脂肪酸
	瘀斑	维生素C、维生素K
	伤口不愈合	锌、蛋白质、维生素C
	阴囊及外阴湿疹	维生素B_2、锌
	癞皮病皮疹	烟酸
骨骼	佝偻病体征、骨质疏松	维生素D、钙
神经	肢体感觉异常或尚失、运动无力	维生素B_1、维生素B_{12}
	腓肠肌触痛	维生素B_{12}
肌肉	萎缩	蛋白质、热量
心血管	脚气病心脏体征	维生素B_{12}
	克山病体征	硒
生长发育	营养性矮小	蛋白质、热量
	性腺功能减退或发育不良	锌

19. 什么样的烹调方法更适合老年人股骨头缺血性坏死?

(1) 适宜的烹调方式

①煮：对糖类和蛋白质起部分水解作用，对脂肪无显著影响，对消化吸收有帮助，水煮会使水溶性维生素，如维生素B、维生素C及矿物质如钙、磷等溶于水中。

②蒸：对营养素的影响和煮相似，部分维生素B、维生素C遭到破坏，但矿物质则不因蒸而遭到损失。

③炖：可使水溶性维生素和矿物质溶于汤内，仅部分维生素受到破坏。

④焖：引起营养损失的大小和焖的时间长短有关，时间长，维生素B和维生素C的损失大，时间短损失则少，食物经焖煮后消化率有所增加。

⑤炒：营养素损失较少，一般说"急火快炒"也是较好的烹调方法。

(2) 不适宜的烹调方式

①炸，由于油的温度高，对一切营养素都有不同程度的损失，蛋白质可因高温炸焦而严重变性，营养价值降低，脂肪也因炸时裹上一层糊受热变成焦脆的外壳，不适合牙齿不好的老年人。

②煎，虽然用油量不大，可是油温高，维生素损失也比较大。

③烤，可使维生素A、维生素B、维生素C受到相当大的损失，也可使脂肪受损失，直接用火烤，还含有3，4苯并芘致癌物质。所以烧烤食品不宜多吃。

20. 老年人股骨头缺血性坏死如何科学补钙？

老年人股骨头缺血性坏死钙的适宜推荐量是1000mg，乳及乳制品含钙丰富，吸收率高，是膳食钙的最佳来源。小虾皮、海带、豆类、芝麻酱和绿色蔬菜等含钙也较丰富。但有些老年人通过正常的膳食往往达不到推荐量，可以考虑补充钙制剂。

（1）补充钙制剂要求

①首先要选用符合国家标准、安全可靠的产品，选择合适的钙制剂。目前市面上的钙制剂很多，它们元素钙含量差别很大，碳酸钙高达40%，葡萄糖酸钙为9%，所以选择钙制剂，不仅要看产品的全药量，还要看元素钙的含量。

②要看钙制剂是否含有适量的维生素D。维生素D可以促进钙的吸收，老年人维生素D合成下降，服用足量钙的同时补充适量的维生素D是最佳的选择。

③要选择价廉、性价比高的钙制剂，补钙是一种长期的行为，应考虑全面，本着物美价廉的原则选择。

④另外还应当了解钙制剂的副作用，氧化钙和氢氧化钙碱性强，对胃黏膜刺激大，不适合胃功能下降、胃酸分泌减少的老年人，还有的产品含有较多的钠、钾、糖类和防腐剂，就不适合有糖尿病、高血压、肾病的老年患者长期使用。

（2）补钙还有很多注意事项

不要空腹补钙，最好与进食同时进行，或在饭后半小时服用钙片。服用钙片时嚼碎用清水送入，也可提高钙的吸收率，将一粒钙片分次服用，也可提高补钙的效率。夜间人体血钙浓度最低，所以睡前补钙是最佳的时机，补钙时不要与牛奶同服，补钙时还应该多喝水（表4-2）。

表4-2 常见食物钙含量（mg/100克）

食物	含钙量	食物	含钙量	食物	含钙量
母乳	34	海带（干）	1177	蚕豆	93
牛奶	120	发菜	767	腐竹	280
奶酪	590	银耳	380	花生仁	67
蛋黄	134	木耳	357	杏仁（生）	140
标准面粉	24	紫菜	343	西瓜子（炒）	237
标准大米	10	大豆	367	南瓜子（炒）	235
虾皮	2000	豆腐丝	284	核桃仁	235
猪肉（瘦）	11	豆腐	240~277	小白菜	91~63
牛肉（瘦）	6	青豆	240	大白菜	61
羊肉（瘦）	13	豇豆	100	油菜	140
鸡肉（瘦）	11	豌豆	84	韭菜	105

21. 影响老年人股骨头缺血性坏死营养摄入的因素是什么？

（1）生理因素

①老年人味觉功能下降，特别是苦味和咸味功能显著丧失，同时多伴有嗅觉功能低下，不能或很难嗅到饮食的香味，所以老年人嗜好味道浓重的菜肴。

②多数老年人握力下降，同时由于关节病变和脑血管障碍等引起关节萎缩、变形，以及肢体的麻痹、震颤而加重老年人自行进食的困难。

③牙齿欠缺及咀嚼肌群的肌力低下影响了老年人的咀嚼功能，严重限制了其饮食摄取量。

④老年人吞咽反射能力下降，食物容易误咽而引起肺炎，甚至发生窒息死亡。

⑤对食物的消化吸收功能下降,导致老年人所摄取的食物不能有效地被机体所利用,特别是当摄取大量的蛋白质和脂肪时,容易引起腹泻。

⑥老年人易发生便秘,而便秘又可引起腹部饱胀感,食欲不振等,对其饮食摄取造成影响。

除此之外,疾病也是影响食物消化吸收的重要因素。特别是患有消化性溃疡、癌症、动脉硬化、高血压、心脏疾病、肾脏疾病、糖尿病和骨质疏松等疾病的老年人,控制疾病的发展,防止疾病恶化可有效改善其营养状况。

(2) 心理因素

①饮食摄入异常常见于以下老年人:厌世或孤独感、入住养老院或医院而感到不适应者、精神状态异常者等。

②排泄功能异常而又不能自理的老年人,有时考虑到照顾者的需求,往往自己控制饮食的摄入量。对于痴呆老年人,如果照顾者不控制其饮食摄入量将会导致过食。有时痴呆的老年人还可出现吃石子、钉子,甚至自己的粪便等异常饮食的现象。

(3) 社会因素

①老年人的社会地位、经济实力、生活环境及价值观等对其饮食影响很大。生活困难导致可选择的饮食种类、数量的减少。

②营养学知识的欠缺可引起偏食或反复食用同一种食物,导致营养失衡。

③独居老年人或者高龄者,即使没有经济方面的困难,在食物的采购或烹饪上也可能会出现问题。

④价值观对饮食的影响也同样重要,人们对饮食的观念及要求有着许多不同之处,有"不劳动者不得食"信念的老年人,由于自己丧失了劳动能力,在饮食上极度地限制着自己的需求而影响健康。

参 考 文 献

[1] 陈峥.健康大百科老年篇[M].北京：人民卫生出版社，2012.

[2] 尤黎明，吴瑛，等.内科护理学.5版[M].北京：人民卫生出版社，2012.

[3] 宁殿军，刘剑立.老年疾病护理知识问答[M].北京：化学工业出版社，2007.